AF609516

ACADÉMIE DE PARIS.

FACULTÉ DES SCIENCES.

PRODROMES

D'ANATOMIE ET DE PHYSIOLOGIE

GÉNÉRALES ET COMPARÉES,

APPLIQUÉES A L'HISTOIRE NATURELLE.

THÈSE

Soutenue devant la faculté des sciences de Paris.

le 1837.

POUR ÊTRE ADMIS AU GRADE DE DOCTEUR ÈS-SCIENCES NATURELLES,

PAR LAURENT,

Ancien professeur d'Anatomie et de Physiologie et chirurgien en chef de la marine en retraite.

PARIS,

IMPRIMERIE DE MOQUET ET Cie.

Rue de la Harpe, 90.

PROFESSEURS.

MM. Thénard, doyen.
Lacroix.
Biot.
Poisson.
Francoeur.
Beudant.
Dulong.
Geoffroy St.-Hilaire.
Mirbel.

PROFESSEURS ADJOINTS.

MM. De Blainville.
Pouillet.
Constant Prévost.
Dumas.
Auguste St.-Hilaire.
Libri.
Suppléant,
M. Lefebure de Fourcy.

PRODROMES D'ANATOMIE ET DE PHYSIOLOGIE GÉNÉRALES ET COMPARÉES

APPLIQUÉES A L'HISTOIRE NATURELLE.

Notions préliminaires.

A toutes les époques de l'histoire des sciences d'observation, l'esprit humain arrive à la découverte des faits en employant à la fois, les procédés analytiques et synthétiques. L'abondance des richesses scientifiques légitimement acquises par ces deux voies, devient progressivement si grande par suite de la profondeur des analyses et de l'élévation des synthèses, qu'on est forcé de recourir à un troisième procédé. Ce procédé, nécessité par la surabondance des faits synthétiques et analytiques, est la méthode synoptique ou conspective qui permet d'embrasser et de grouper naturellement ces deux ordres de faits parfaitement combinés et coordonnés entr'eux.

Nous croyons qu'il est indispensable, à l'époque actuelle, d'appliquer cette méthode à l'étude de la science de l'organisation qui comprend l'anatomie et la physiologie considérées en elles-mêmes et dans toutes leurs applications aux autres sciences et aux arts.

Les notions les plus générales des sciences physico-chimiques et naturelles, doivent toujours précéder les études anatomiques et physiologiques. Les sciences physico-chimiques, nous font connaître que la matière ou la substance des corps qui nous entourent est composée de substances élémentaires ou éléments chimiques, et de substances ou corps qui sont des combinaisons diverses de ces éléments. Les éléments sont les substances qui résistent à nos plus puissants moyens de décomposition. Quoique indécomposés, on ne doit point les considérer comme indécomposables. Les diverses substances matérielles existent dans trois états, savoir : l'état gazeux ou aériforme, l'état liquide ou aquiforme et l'état solide ou terriforme. On réunit les substances ou corps observables dans ces trois états sous le nom commun de *corps coercibles*, c'est-à-dire susceptibles d'être coercés, ou retenus fixément dans des enveloppes ou dans des vases. On donne par opposition le nom de *substance incoercible* ou d'agent éthéré ou d'*Ether* à l'agent ou à la matière la plus subtile, dont les vibrations produisent les phénomènes thermophotiques ou de chaleur et de lumière, et les phénomènes électro-magnétiques ou d'électricité et de magnétisme. Ces quatre manières d'interpréter les états de la substance des corps répondent aux quatre éléments de l'ancienne philosophie le feu ou l'éther, l'air, l'eau et la terre. Les notions soit les plus usuelles, soit scientifiques sur les propriétés générales de la matière et sur les propriétés spéciales de l'éther, des gaz, des liquides et des solides, sont indispensables pour l'intelligence de la constitution anatomique et des phénomènes physiologiques des corps organisés.

En outre de ces données fournies par les sciences physico-chimiques, on doit posséder des notions préliminaires sur les sciences naturelles. Le Naturaliste doit se placer au point de vue de l'observation la plus générale. A ce point de vue on reconnaît facilement que la matière existe dans deux états principaux, savoir : l'état chaotique ou incorporel, et l'état somatique ou corporel. Les corps naturels sont aussi appelés *individus* en histoire naturelle. L'individu dans cette science correspond à l'atome du chimiste, ou à la molécule intégrante du physicien. Les corps ou individus naturels sortis de l'état chaotique ont une durée ou une existence plus ou moins longue, à la fin de laquelle la matière qui les constitue rentre dans l'état chaotique. On peut donc définir les corps ou individus naturels *des êtres matériels circonscrits dans le temps et dans l'espace*. Ces corps sont distingués en *sidéraux*, *végétaux* et *animaux*. Sous le nom de sidéraux ou corps astronomiques ou individus inorganiques, on comprend les stellaires (étoiles et soleil), les planètes et les comètes.

Quoique ces corps, qui sont innombrables, puissent être considérés comme formant le règne sidéral, on ne peut cependant admettre dans ce règne que des individus, et non des espèces susceptibles d'être groupées en genres, familles, ordres, etc. Notre ignorance à l'égard de la constitution inorganique de ces corps et relativement à la manière dont ils ont été produits dans le temps et dans l'espace, ne nous permet pas d'en établir une classification scientifique. La sphère d'action de l'esprit humain est si bornée qu'il lui est impossible d'acquérir directement les documents nécessaires pour cet objet. Le seul corps ou individu sidéral que nous puissions étudier directement est le globe terrestre que nous habitons.

C'est à la surface de ce globe qu'on observe les végétaux et les animaux. On les réunit sous le nom commun de corps organisés et vivants, par opposition aux corps astronomiques ou sidéraux, qui sont aussi appelés corps bruts, inorganisés et non vivants. Les minéraux ne sont que des parties constitutives des individus astronomiques.

NOTIONS INTRODUCTIVES A L'ANATOMIE ET A LA PHYSIOLOGIE GÉNÉRALES ET COMPARÉES.

L'anatomie est la science qui nous fait connaître la constitution organique des corps naturels vivants, c'est pourquoi on la distingue en anatomie animale ou zootomie et en anatomie végétale ou phytotomie. Les sciences qui ont pour objet la connaissance de la constitution inorganique des corps bruts astronomiques correspondent logiquement à l'anatomie des corps organisés.

La physiologie est la science qui étudie l'histoire des phénomènes des êtres vivants et qui cherche à expliquer le mécanisme de ces phénomènes ; on la distingue aussi en physiologie animale et en physiologie végétale. Les sciences qui ont pour objet l'étude des phénomènes des corps astronomiques, et l'explication de ces phénomènes correspondent encore logiquement à la physiologie qui est la science dynamique des corps organisés végétaux ou animaux.

L'existence des végétaux et celle des animaux, sont subordonnées à la constitution inorganique du globe terrestre ; on reconnaît ainsi le rapport nécessaire entre les êtres constitués organiquement et ceux constitués astronomiquement ou inorganiquement.

L'existence des espèces végétales et celle des espèces animales inférieures sont subordonnées à l'existence de la terre, de l'eau, de l'air. L'existence des espèces animales de plus en plus élevées, exige en outre du sol et d'un milieu aérien ou aqueux, celle des végétaux et la coexistence des espèces animales inférieures, plus ou moins soumises à la domination des espèces animales supérieures ; et réciproquement la vie de certaines espèces inférieures est liée à celle des espèces supérieures.

Ces notions simples sur les conditions générales de l'existence des espèces animales et végétales suffisent pour donner une première idée de leur destination réciproque, et nous conduisent naturellement à la recherche de la structure anatomique, et de la finalité physiologique des parties constitutives des animaux et des végétaux.

L'histoire naturelle, qui traite à la fois de la classification et des phénomènes des animaux et des végétaux, les considère comme des touts ou des entiers, et peut se borner jusqu'à un certain point à la connaissance de leurs caractères extérieurs. Mais en anatomie et en physiologie on ne peut se dispenser de diviser et de subdiviser les animaux et les végétaux en parties très-nombreuses, dont la constitution et les finalités physiologiques ne sont mises en évidence qu'au moyen de cette analyse.

En anatomie et en physiologie, soit des végétaux, soit des animaux, on définit ordinairement les corps naturels, des êtres organisés ou des combinaisons d'organes, ou des organismes; mais il faut encore avoir égard à l'individualité naturelle de ces corps, si l'on veut éviter des erreurs nombreuses.

Il y a en effet des végétaux et des animaux qui sont des individus composés d'un nombre, plus ou moins considérable d'individus, réunis par une partie commune qui participe à la vie de tous les individus agglomérés sur elle. Il y a aussi dans le règne végétal et dans le règne animal des individus simples qui forment plusieurs sortes d'espèces : on les distingue en : 1° *espèces monoïques*, c'est-à-dire dont les individus sont asexuels, unisexuels, et bisexuels ou hermaphrodites. Dans ce cas, un seul individu peut représenter à lui seul l'espèce; 2° des *espèces dioïques*; il faut alors un individu mâle et un individu femelle pour l'entretien de l'espèce, et 3° des *espèces trioïques*, c'est-à-dire représentés par un mâle, une femelle et un neutre.

Que l'individualité soit simple ou composée, on divise toujours l'organisme animal en parties, d'après trois points de vue principaux qui sont : 1° la figure ou conformation topographique d'où l'anatomie et la physiologie topographiques; 2° la structure organique, d'où l'anatomie et la physiologie organographiques, et 3° la contexture, c'est-à-dire la composition ou la crase matérielle, d'où l'anatomie et la physiologie crasiographiques.

La topographie animale ou végétale est plus généralement connue sous le nom d'anatomie et de physiologie des régions. L'organographie des animaux et des végétaux est appelée anatomie descriptive et physiologie des organes. La crasiographie de ces deux classes de corps organisés a été désignée à tort sous le nom d'anatomie générale. Il conviendrait de l'appeler *anatomie et physiologie de contexture*.

On conçoit facilement que les trois sortes d'anatomies et de physiologies, dites, 1° des régions ou de figure, 2° des organes ou de structure, et 3° des matériaux ou de contexture, ont chacune leurs généralités et leurs spécialités, et que toutes ces sortes d'anatomies et de physiologies sont nécessairement descriptives.

Telles sont les diverses sciences anatomiques et physiologiques qui doivent être d'abord considérées en elles-mêmes, et ensuite dans leurs applications à la médecine, à l'histoire naturelle, à l'industrie, aux beaux-arts et à la philosophie générale. En raison de ces applications l'anatomie et la physiologie ont été dites médicales ou chirurgicales, zoologiques, pittoresques et philosophiques.

De même que dans toute science, l'enseignement de l'anatomie et de la physiologie exige qu'on établisse trois degrés. D'où la distinction en anatomie et physiologie élémentaires, ou scholastiques, en anatomie et physiologie complémentaires, ou scientifiques et en anatomie et physiologie supplémentaires ou philosophiques.

L'anatomie et la physiologie générales et comparées embrassent donc la topographie, l'organographie et la crasiographie des animaux et des végétaux qu'on doit étudier successivement sous les points de vue ou aux degrés *scholastique*, *scientifique* et *philosophique*.

Les notions les plus usuelles acquises dans la vie de famille ou dans celle des institutions suffisent pour comprendre l'exposé que nous allons faire de toutes les parties constitutives du corps humain, de celui des animaux et des végétaux.

Idée générale de l'organisme vivant.

L'homme, les animaux et les végétaux, sont des combinaisons de parties dont la constitution organique a pour fin l'existence temporaire des individus et la vie des espèces à laquelle on ne saurait assigner d'autres termes que la destruction par l'effet de cataclysmes ou de révolutions du globe.

Ces parties constitutives sont de trois ordres d'où les distinctions suivantes :

Parties topographiques.—Objet de l'anatomie, de la physiologie topographiques. Ces parties sont les fondements, les régions et les segments. Les fondements de l'organisme vivant sont trois grandes masses de parties dont l'une est enveloppante externe ou le Manteau, l'autre enveloppante interne ou le Fourreau, et une masse enveloppée ou la Trame profonde et générale. Les régions sont établies d'après la forme extérieure et dans le règne animal, sont désignées sous les noms de tête, tronc, membres, dos, etc., etc.

Les segments sont les subdivisions obtenues par des procédés artificiels, mais à l'aide d'indications extérieures. Ils se rapportent aux régions et servent à bien faire connaître la topographie fondamentale.

Parties organographiques.— Objet de l'anatomie et de la physiologie organographique ou de structure.

Ces parties sont connues sous les noms d'*Ensembles*, d'*Appareils* et d'*Organes*. Les ensembles sont des groupes naturels d'appareils; ceux-ci sont des séries naturelles d'organes, et ces derniers résultent de la combinaison des tissus vivants. Ici se rapportent toutes les notions acquises sur les parties appelées peau, organes des sens, organes de locomotion, viscères, organes nerveux vasculaires et tissus cellulaires.

Parties crasiographiques. — Objet de l'anatomie et de la physiologie crasiographiques ou de contexture.

Sous ce nom commun il convient de réunir les solides ou tissus vivants, les fluides, sources des matériaux de l'organisme ou le sang et les divers produits extraits du sang par les tissus.

Ces trois ordres de parties peuvent être observés 1° à l'état vivant, sain, morbide ou monstrueux; 2° à l'état de mort. Dans ce cas, les parties sont, soit à l'état frais, c'est-à-dire peu de temps après la mort par sidération, par maladie ou par monstruosité, soit dans un état de conservation par les agents chimiques ou physiques, soit à l'état de fossilisation plus ou moins complète, et à divers degrés de fragmentation ou de détérioration. Quelquefois les parties même n'existent plus, il en reste encore des vestiges indiqués par les moules extérieurs ou intérieurs.

Les distinctions des parties établies ci-dessus se rapportent principalement à l'anatomie et à la physiologie comparées des animaux ; nous indiquerons ci-dessous les différences que présentent sous ce rapport les végétaux auxquels ces distinctions ne sont applicables qu'en partie.

Lorsqu'on veut avoir une idée générale de l'organisme vivant, il convient de procéder de l'étude des masses à celle des parties de plus en plus petites. Mais lorsque cette notion générale et analytique est acquise, il y a convenance et avantage à procéder dans un ordre inverse ou synthétique, c'est-à-dire à examiner successivement d'abord les parties crasiographiques, ensuite les parties organographiques et enfin les parties topographiques. En étudiant toutes ces parties dans l'ordre synthétique, on doit en même temps analyser sévèrement tous leurs caractères anatomiques et physiologiques. C'est surtout lorsque leur finalité physiologique est bien déterminée qu'on peut établir rationnellement leur signification. Cette finalité est appelée tantôt *mise en œuvre*, tantôt *usage ou agence*, tantôt enfin *fonction.*

La vie est l'état dynamique des corps organisés ; la mort est la fin de cet état. Nous avons dit que l'existence à l'état de mort des végétaux et des animaux est prolongée par la congélation, la fossilisation et les agents conservateurs.

La vie ou l'existence dynamique des êtres organisés embrasse la série des états successifs ou des âges, les variétés des constitutions propres aux sexes, aux tempéraments et aux idiosyncrasies ; enfin un groupe d'états alternatifs appelés habitudes ou mœurs, sommeil et veille, santé, maladie et mort.

Tous ces états successifs, constitutifs, ou alternatifs doivent être bien connus pour qu'on puisse y avoir égard, lorsqu'on veut faire une appréciaiton exacte des caractères anatomiques et physiologiques des parties de l'organisme vivant.

Cette idée générale de l'organisme nous permet de procéder maintenant à l'exposition synthétique de ses parties constitutives et de les représenter ici dans l'ordre de leurs affinités naturelles. Nous commencerons par l'organisme animal et nous examinerons ensuite jusqu'à quel point nos distinctions ou déterminations scientifiques s'appliquent rationnellement à l'organisme végétal.

PRODROMES D'ANATOMIE ET PHYSIOLOGIE DE CONTEXTURE DES ANIMAUX

OU DE CRASIOGRAPHIE ANIMALE.

La nécessité d'apprécier aussi exactement que possible les caractères anatomiques et physiologiques des tissus, du sang et des humeurs émanées du sang qui entrent dans la contexture des animaux, doit être vivement sentie par les médecins praticiens ennemis des théories exclusives du solidisme, de l'humorisme et de tout physiologisme étroit. Les naturalistes et les vétérinaires n'ignorent point combien il est important d'étudier la contexture animale des espèces domestiques ou élevées dans nos ménageries, lorsqu'on veut les conserver, les guérir ou perfectionner ces espèces dans tel ou tel but. Nous n'insisterons donc pas sur ce point important.

Dans cette exposition de la contexture des animaux il convient d'examiner d'abord les fluides qui sont la source de l'organisme, ensuite les tissus vivants qui résultent de la solidification de ces fluides, et enfin les humeurs émanées des fluides sources.

La formation première des espèces animales de notre globe est considérée avec raison par la philosophie religieuse comme un acte de la volonté et de la puissance du créateur. Cet acte est donc un mystère à jamais impénétrable. En physiologie l'observateur doit se placer au point de vue du travail zoogénique, et l'on constate alors que les fluides sources de la vie des espèces sont les germes fournis par la femelle et un fluide fécondateur. Mais ces fluides employés à la formation des nouveaux individus, étant émanés du sang des individus qui se reproduisent, il convient de renvoyer leur étude à l'occasion des humeurs ou produits émanés du sang. Mais il convenait de signaler ici que le sang ou le fluide vivificateur émane lui-même du germe et du sperme. Ce fait physiologique étant constaté, on voit par quel procédé physiologique la vie se continue et se prolonge dans le temps et dans l'espace, et l'attention ne doit plus se porter que sur le fluide sanguin qui doit servir au développement et à l'accroissement des individus.

DU FLUIDE VIVIFICATEUR,

Source de tous les autres matériaux de contexture de l'organisme animal.

Lorsqu'un nouvel individu appartenant au règne animal sort de l'état chaotique sous l'influence du molimen formateur qui fait converger vers un foyer les matériaux préparés pour ce but, on observe dans la trame blastodermique des animaux plus ou moins élevés un fluide en mouvement dont les globules font distinguer les courants. C'est le premier sang blanc ou transparent d'abord qui persiste à cet état ou se colore en rouge plus ou moins foncé. Lorsque les organes circulatoires sont trés-avancés dans leur développement, ce sang, unique d'abord, se distingue en sang lymphatique, en sang veineux et en sang artériel.

Ce n'est point ici le moment d'envisager les fluides nutritifs qui circulent ou oscillent dans un appareil vasculaire sous le rapport de cette situation dans tel ou tel ordre de vaisseaux, ni sous celui des mouvements qui le répandent dans tous les organes et qui le font pénétrer dans l'intimité ou la profondeur des tissus. Nous désirons les caractériser ici seulement d'après leur nature organique qui les fait considérer avec raison comme la source de tous les matériaux mis en œuvre pour les nutritions, et les sécrétions très-nombreuses et très-variées.

Les dénominations de *sang lymphatique* ou des vaisseaux blancs, de *sang carbonique* ou veineux ou sang noir et de *sang artérique*, artériel ou rouge nous semblent très-propres à signifier les différences de la nature de ces trois sortes de sang.

Le sang lymphatique se rapproche le plus de l'état aqueux, et le nom de lymphe (de νύμφη eau) indique exactement ce fait démontré au reste par les caractères physico-chimiques de cette première espèce de sang. Le premier sang de l'organisme des animaux supérieurs qui devient ensuite rouge, plus ou moins promptement, a été primordialement sang lymphatique.

Dans les embryons des vertébrés on doit n'admettre qu'une seule espèce de sang lymphatique. Mais, au fur et à mesure que l'être avance dans la vie fœtale et après la naissance, les phénomènes d'absorption qui ont lieu 1° dans le canal intestinal, 2° aux surfaces de la peau et 3° dans l'intimité des tissus, donnent lieu à la distinction de plusieurs sortes de sangs lymphatique ou lymphes qu'on peut réduire à trois, savoir : 1° la lymphe intestinale ou le suc de la digestion, connu sous le nom de chyle, 2° la lymphe étestinale provenant des sucs aqueux absorbés par la peau externe et 3° la lymphe interstitielle ou de l'intimité des tissus vivants.

Le sang carbonique ou veineux nous semble être nettement caractérisé par la prédominance du gaz acide carbonique qui influe sur sa couleur noire et qui exige une élimination effectuée par les organes respiratoires. On ne peut dans l'état actuel de la physiologie que présumer les modifications ou les divers degrés de carbonisation que le sang subit dans tous les tissus et surtout dans les parenchymes nutritifs et secrétoires. On connait la distinction de ce sang en sang noir général ou formé dans les capillaires généraux, en sang noir pulmonaire qui va subir l'élaboration respiratoire après s'être mêlé à la lymphe, et en sang noir abdominal qui va subir, à ce qu'il paraît, les dépurations biliaire et urinaire. Il est vraisemblable que le travail organique des nutritions et des sécrétions diverses produit une très-grande variété de sang carboniques ou carbonisés. Mais on peut croire aussi qu'en outre du carbone, ce sang contiendrait d'autres substances éliminables dont l'analyse chimique n'aurait point encore démontré l'existence, et on ne doit proposer qu'avec doute la distinction théorique du sang noir d'après trois degrés de carbonisation en *sang subcarbonique*, *sang mi-carbonique*, et *sang surcarbonique*. La prédominance du système vasculaire à sang noir chez les vertébrés de plus en plus inférieurs et la diminution progressive de leurs organes respiratoires nous semblent permettre provisoirement cette distinction.

Le sang artérique, c'est-à-dire artérialisé, est celui qui a subi le contact de l'air ou de l'oxygène dans les diverses sortes d'organes respiratoires. Ce sang s'est non-seulement dépouillé du gaz acide carbonique prédominant dont l'élimination est devenue indispensable, mais il s'est de plus combiné avec l'air vital ou oxygène qu'on a considéré avec raison comme *le pabulum vitæ*. Les connaissances acquises en zootomie sur l'étendue plus ou moins considérable des voies respiratoires, autorisent aussi provisoirement la distinction du sang qui contient des principes nutritifs et excitants puisés dans l'air en *sang subartérique*, *sang mi-artérique, et sang surartérique*.

En physiologie générale et comparée on doit donc admettre trois sortes d'hématoses ou de fabrication de sangs ou Hèmes. Ces fluides vasculaires, sources des matériaux de contexture sont toujours désignés dans le langage pathologique par leur radical grec αἷμα (hémorrhagie, hématurie, hématémèse, hypérémie, anémie, etc., etc.) C'est pourquoi voulant de plus en plus resserrer les liens de la physiologie et de la pathologie, nous croyons devoir proposer de désigner les trois sortes de sang que nous venons d'indiquer, sous des noms scientifiques, c'est-à-dire brefs, euphoniques et rationnels de *lymphème*, *carbonème*, *ou phlébème* et de *artérhème* ou *neurhème*. Par cette dénomination *neurhème*, nous voulons signifier de plus, la propriété que le sang artérique a de stimuler le plus vivement les tissus nerveux, et d'être ainsi la cause profonde du phénomène de l'innervation. C'est en effet au sang le plus artérialisé que sont dus les manifestations les plus considérables de la force nerveuse. On doit présumer que l'agent de cette force est combiné avec l'oxygène et qu'il s'en dégage dans le travail nutritif des tissus nerveux.

Un coup d'œil rapide sur les sangs envisagés dans toute la série animale nous apprend que les trois sortes de ce fluide existent réellement chez les vertébrés dans des proportions diverses, qu'on n'en observe que deux dans les articulés et les Mollusques, qu'on ne peut en admettre qu'une chez les animaux rayonnés, et même que le fluide tend à ce confondre d'une part avec les sucs de la digestion et de l'autre avec l'eau de l'intimité du tissu plastique où cellulaire de l'animal. La nature, ou la composition du sang, tend donc à se rapprocher de plus en plus de celle de la lymphe et enfin de celle de l'eau chez les animaux les plus inférieurs. La branche de l'anatomie de contexture qui traite des sangs ou Hèmes a été appelée *hématologie* ou *hémologie*. Les sangs ou Hèmes forment notre 1er *ordre de parties crasiographiques* ou de contexture.

DES TISSUS OU DES SOLIDES VIVANTS DE L'ORGANISME ANIMAL.

Leur étude scientifique a été appelée *anatomie de texture* ou *histologie* (de ἱστὸς *tela* tissu et de λόγος discours.) Nous avons proposé (1) de réunir tous les matériaux de l'organisme dépourvus de texture sous le nom de *anhistes*. Sous cette dénomination nous comprenions les sangs et les humeurs émanées du sang dont l'étude mériterait le nom d'*anhistologie*. Mais nous avons

(1) Voyez tableaux synoptiques d'anatomie physiologique, par L.

pensé depuis, qu'il est préférable de s'en tenir à l'idée des anciens physiologistes fauteurs de l'humorisme, sans tomber dans l'exagération.

Les tissus animaux se présentent donc naturellement à l'observation, comme provenant de la solidification vitale des matériaux nutritifs du sang, et nous verrons bientôt que tout en continuant de recevoir les matériaux pour la réparation de leurs pertes et l'entretien de leur vitalité, les tissus réagissent sur le sang et en extraient un très-grand nombre de fluides gazeux ou liquides plus ou moins solidifiables. C'est pourquoi l'étude de l'histologie doit suivre immédiatement celle de l'hémologie et précéder celle des fluides émanés du sang que nous avons groupés sous le nom d'*Exhèmes*.

L'Histologie a été étudiée en France, en Allemagne, en Angleterre et en Italie avec persévérance. Nous nous en sommes occupé nous-mêmes depuis long-temps et nous nous sommes attaché soit à découvrir les affinités naturelles des tissus animaux, soit à coordonner les découvertes de nos devanciers et de nos contemporains. Les résultats de nos propres recherches nous permettent d'en présenter ici une classification méthodique, dont l'utilité nous semble devoir être sentie par les médecins praticiens et les naturalistes.

Les solides vivants de l'organisme animal sont des matériaux qui offrent tous les genres de texture et de solidité depuis l'état de liquide concrescible, jusqu'aux diverses sortes de consistance, 1° de glu plastique molle ou dure, 2° de chair molle ou dense, 3° de pulpe moelleuse ou nerveuse, et depuis l'état amorphe et subtexturable jusqu'aux diverses formes tissulaires les plus manifestes et connues sous les noms de globulins, globules ou vésicules; de lamelles, lames, membranes, toiles et de fibrilles, fibres, fascicules, faisceaux, parenchymes cribleux, celluleux, aréolaires, caverneux.

Nous les distribuons en trois grands groupes sous les noms de tissus rudimentaires, tissus élémentaires et tissus complémentaires.

TISSUS RUDIMENTAIRES. Ces tissus sortant de l'état brut (rudis) ou chaotique, sont observables dans le germe (βλαστὸς) ou l'embryon naissant. On pourrait donc les appeler *tissus blasteux*. Nous en avons observé jusqu'à ce jour trois sortes caractérisées par la nature des éléments organiques de leur texture.

La première sorte de tisssu rudimentaire est le résultat de l'agglomération membraniforme ou globiforme de très petits globulins du Vitellus. On peut l'observer dans le blastoderme des vertébrés et dans le germe vitellin des invertébrés. Ce tissu blasteux est dans l'ordre chronologique du développement, le premier apparent et le plus primordial. On pourrait donc l'appeler en raison de la forme de ses éléments *tissu globulino-blasteux* ou en raison de la primordialité *tissu proto-blasteux*.

Le deuxième tissu rudimentaire résulte de l'agglomération membraniforme de vésicules plus ou moins grandes, qui sont une extension d'un certain nombre de globulins. Nous l'avons observé dans la tunique interne de la vésicule ombilicale des Mollusques gastéropodes et surtout dans la famille des limacés. D'après les mêmes raisons que pour le tissu précédent on pourrait l'appeler *tissu vésiculi-blasteux* ou *deutéro blasteux*.

Le troisième tissu rudimentaire que nous avons également observé est le tissu primordial de tout le corps de l'embryon naissant et surtout de l'enveloppe externe de ce corps. Il consiste en une substance hydro-plastique dans laquelle on ne voit d'autres formes tissulaires qu'un amas de très petits globulins. Cette troisième sorte de tissus rudimentaires ou de l'embryon naissant, qu'on pourrait appeler *tissu plastico-blasteux ou trito-blasteux* offre deux variétés : la première se fait remarquer dans le corps de l'embryon par les phénomènes organogéniques dont elle est le siége et par son immobilité apparente quoique jouissant déjà d'une contractilité obscure. La deuxième variété du tissu plastico-blasteux est caractérisable par sa contractilité et par sa fibrillarité en vertu de laquelle elle exerce des mouvements très étendus, sans qu'on puisse y distinguer des nerfs, et par les phénomènes de formation, qui président à son accroissement et ensuite à son atrophie progressive dans certaines parties jusqu'à une disparution complète. Nous avons observé cette variété de la troisième sorte de tissu rudimentaire dans la tunique externe de la vésicule ombilicale et dans la rame caudale de l'embryon des limaces nageant dans l'œuf. Nous présumons que le tissu animal d'un très grand nombre d'espèces inférieures, appartient à cette variété de tissu rudimentaire et qu'il persiste dans cette texture rudimentaire toute la vie.

Nos observations nous portent à penser que le corps de l'embryon des vertébrés est constitué par un tissu rudimentaire hydro-plastique immobile, et nous n'avons pas encore eu l'occasion d'y découvrir le tissu rudimentaire contractile. Il faut bien remarquer que le tissu qu'on nomme vulgairement cellulaire n'existe point encore dans les premiers moments de la formation et que l'expression de *Tissu muqueux* introduite dans le langage de la science par Bordeu, serait plus exacte, si elle n'avait des inconvenients que nous aurons l'occasion de signaler.

Les tissus rudimentaires sur lesquels nous venons appeler l'attention des histologistes, se transforment par suite de travail zoogénique en d'autres tissus simples, composés ou complexes qui, formant de très bonne heure le complément de la texture de l'organisme, peuvent être appelés *tissus complémentaires*. Mais l'analyse de ces tissus complémentaires qui sont très nombreux et très variés ayant permis de les réduire à un petit nombre d'éléments tissulaires; on a depuis long-temps établi en histologie un groupe de *Tissus élémentaires*. Attendu que ces tsssus forment en se combinant en proportions diverses les tissus complémentaires, nous aborderons d'abord leur classification.

TISSUS ÉLÉMENTAIRES.—Haller les avait réduits à trois, savoir : 1° l'*élément fondamental* ou cellulaire plus ou moins condensé ; 2° deux éléments secondaires, le musculaire et le nerveux. Chaussier avait émis à peu près la même opinion en admettant quatre sortes d'éléments anatomiques, savoir: la lame cellulaire et les fibres albuginée, musculaire et nervale.

Nos recherches nous ont déterminé à établir d'après la nature et le degré de consistance trois familles de tissus élémentaires. Nous les désignons et les subdivisons ainsi qu'il suit :

A. *Première famille.* — TISSUS DE GLU ANIMALE ou *Tissus gluteux et tectiles.*—Caractérisés par une consistance généralement connue par sa tendance à passer de l'état visqueux à divers degrés de plasticité et de dureté.

Cette première famille renferme un très-grand nombre de tissus qu'on peut réduire à deux genres, savoir :

a. Les tissus formés par une substance gluteuse qui persiste à l'état plastique et qui se prête à recevoir les formes lamellaire et fibrillaire. En raison de la persistance normale de ces tissus à la consistance de glu molle ou plastique, nous en avons formé le genre de tissus ou solides vivants plastiques sous le nom de *Tissus plasteux et subtectiles.* En étudiant les tissus plastiques ou plasteux avec soin, on peut réduire toutes les modifications qu'ils présentent depuis la plasticité aqueuse jusqu'à la plasticité molle la plus dense, à trois principales, d'où l'utilité d'admettre trois états ou trois tissus sous les noms de *Tissus sub-plasteux*, *Tissus mi-plasteux* et *Tissus sur-plasteux.* C'est ainsi que s'établit la transition naturelle des tissus plasteux aux tissus suivants.

b. Ces tissus sont formés par une glu animale de plus en plus condensée et durcie, d'où la dénomination de *Tissus scléreux* et *protectiles* que nous avons proposée depuis long-temps. Les trois modifications principales de ces tissus plus ou moins durs doivent être signifiées scientifiquement par les termes suivants : *Tissus sub ou hypo-scléreux* (ou fibreux vulg.), *Tissus mi ou proto-scléreux* (vulg. chondreux ou cartilagineux), et *Tissus sur ou deuto-scléreux* (ou osseux vulg.).

B. *Deuxième famille.* TISSUS DE CHAIR ANIMALE ou *Tissus charneux* et *tractiles.* Caractérisée par la consistance de chair, cette famille comprend aussi deux genres, savoir :

a. Les tissus de chair molle contractile et fatigable, ou *Tissus sarceux* (de σὰρξ chair) dont les variétés nombreuses peuvent être réduites approximativement à trois modifications ou états d'où la distinction en *Tissus sub-sarceux* ou *hypo-sarceux* (darteux ou dartoïde contractile), *Tissus mi-sarceux* ou *proto-sarceux* (T. des peauciers externes ou intestinaux ou pannicules contractiles), et *Tissus sur-sarceux* ou *deuto-sarceux*, ou chair des ventres charnus et contractiles des muscles.

b. Les *Tissus de chair dense* rétractile et infatigable, ou *Tissus pycneux* (de πύκνος dense). Nous désignons sous ce nom les tissus jaunes élastiques d'après leurs caractères physiologiques qui contrastent harmoniquement avec ceux du genre précédent. Leurs variétés ou états divers sont également réductibles à trois, d'où l'utilité d'établir la distinction en : *Tissus sub* ou *hypo-pycneux* (T. darteux ou dartoïde rétractile), les *Tissus mi* ou *proto-pycneux* (T. des peauciers externes ou intestinaux, pannicules rétractiles), et les *Tissus sur* ou *deuto-pycneux*, ou chair des ventres charnus, jaunes et rétractiles.

C. *Troisième famille.* TISSUS DE PULPE ANIMALE ou *Tissus pulpeux*, sensibles ou citatiles, caractérisés depuis long-temps dans la science, par leur consistance pulpeuse. Cette troisième famille de tissus élémentaires renferme encore deux genres bien distincts, savoir :

a. Les tissus de pulpe molle et persistant à cet état, ou *Tissus moelleux* et *incitatiles* (vulg. pulpe médullaire qu'on ne doit point confondre avec la graisse ou les sucs médullaires des os). Ces tissus peuvent aussi, en raison de leurs variétés ou de leurs états, se prêter aux distinctions de *tissus sub-moelleux*, *de tissus mi-moelleux* et de *tissus sur-moelleux*.

b. Les *Tissus de pulpe condensée* ou *Tissus nerveux* ou *excitatiles* (vulg. pulpe nerveuse ou des cordons nerveux) qui sont également susceptibles des distinctions en *tissus sub* ou *hyponerveux*, *mi* ou *proto-nerveux* et *sur* ou *deuto-nerveux*. C'est en observant avec soin les tissus pulpeux, soit dans toute la série animale, ou dans la série des développements ou dans les divers points de leur étendue depuis les parties centrales jusqu'aux extrémités périfériques, qu'on peut apprécier les modifications de la texture élémentaire pulpeuse réduites ici approximativement à trois dans chaque genre.

TISSUS COMPLÉMENTAIRES. — Les histologistes ont très-bien vu que ce groupe de tissus revêtait des formes tissulaires de plus en plus caractérisées et même les éléments de la structure organique, et ils ont eu raison de les dénommer d'après ces formes. Nous en proposons la classification suivante qui nous a paru devoir convenir, parce qu'elle établit la transition naturelle de l'étude des tissus à celle des organes qui ne sont que des combinaisons de tissus vivants. Les nombreuses variétés de ces tissus considérés comme formant le complément de la texture générale de l'organisme, méritent sous ce rapport d'être groupées sous la dénomination commune de *Tissus complémentaires*, qui les différencie des *Tissus rudimentaires* et des *Tissus élémentaires*. En mettant à profit les déterminations scientifiques de Bichat et celles de M. de Blainville, nous les avons distribuées en trois grandes familles subdivisibles en plusieurs genres, et en régularisant autant que possible leur nomenclature :

Première famille.—TISSUS TRAMULAIRES et VIVIFICATEURS. Ainsi nommés parce qu'ils forment en commun la trame générale et profonde qui vivifie tous les autres tissus de l'organisme; elle comprend trois grands genres qui sont généralement connus sous les noms de *Tissus cellulaires* ou *spongieux*, *Tissus vasculaires* ou *angéieux*, et *Tissus névrulaires* ou *nerveux*. Nous les avonsdisposés et coordonnés dans l'ordre suivant :

A. *Tissus cellulaires* et *halateurs*, c'est-à-dire inhalants et exhalants, ou mieux *Plastulaires*, parce que ces tissus étant tous plastiques très-perméables aux liquides qui entrent dans l'organisme ou en sortent, se montrent ou criblés de petits pores, creusés par des cellules ou mailles plus ou moins grandes, ou enfin transformés en toiles ou membranes sacciformes ou vasculiformes. Le tissu élémentaire plastique ou plasteux plus ou moins condensé constitue cette base fondamentale de la trame vivificatrice cellulo-vasculo-nerveuse. Considéré à part et dans ses rapports avec les tissus fibreux, cartilagineux et osseux, nous avons dû le regarder comme un élément tissulaire, et nous l'avons nommé *Tissu plastique* ou *plasteux*. En l'envisageant ici dans ses rapports anatomiques et physiologiques avec les tissus vasculaires et nerveux, tout en reconnaissant qu'il s'agit toujours du tissu plastique élémentaire, nous préférons le désigner sous le nom de *Tissu plastulaire* ou *cellulaire*, qui exprime cette manière de l'envisager.

Nous subdivisons le genre des tissus cellulaires ou plastulaires en trois sous genres, savoir :

a. Le tissu plastique simplement perméable, qu'on pourrait appeler *Tissu porulaire*, c'est-à-dire criblé de très-petits pores pour l'admission ou le rejet des liquides, et non encore lamellisé, ni cellulifié

b. Les tissus plastiques lamellisés et cellulifiés par le mouvement et le séjour des liquides qui les imprègnent et séjournent dans les petits creux qu'ils ont formés. Ce sont les *Tissus cellulaires*, proprement dits, qu'on distingue avec raison en tissus cellulaires séreux, hyaleux ou vitrineux et en tissus cellulaires adipeux ou graisseux.

c. Les tissus plastiques qu'on pourrait appeler tissus *télulaires* (*diminutif de tela* toile) parce qu'ils ont laforme d'une lame membraneuse ou toile. Ces toiles ou membranes forment des poches ou kistes séreux, des bourses synoviales et la tunique interne des vaisseaux d'où trois autres sortes de *tissus télulaires* qu'on peut appeler *tissus kysteux ou kystulaire*, (membranes séreuses) *tissus burseux ou bursulaire* (ou des bourses synoviales) et *tissus tuniqueux ou tuniculaire* (tunique ou tunicule interne des vaisseaux sanguins).

Toutes ces variétés des tissus cellulaires ou plastulaires sont formées par le tissu élémentaire de glu animale persistant encore à l'état plastique. En indiquant toutes ces variétés du tissu plastique encore *porulaire* ou plus ou moins cellulifié, télulifié ou membranifié, notre intention est de faire ressortir toutes ces dispositions qui sont en harmonie non seulement avec les vaisseaux et les nerfs qui le traversent et s'y terminent, mais encore avec les fluides qui l'imprègnent et y séjournent et avec les tissus qui forment les cavités splanchniques et les enveloppes des organes de tout le corps. Tous les tissus cellulaires sont simples ou *monohistes*.

B. *Tissus vasculaires ou angéieux*, *circulateurs* ou *oscilateurs*. Ainsi nommés parce qu'ils forment les centres et les canaux vasculaires sanguins. Les uns sont simples, les autres composés et les autres complexes.

a. *Les tissus vasculaires simples* sont formés par une seule tunique qui se distingue à peine du tissu plastique ambiant (tissu des vaisseaux capillaires) ou qui est soutenue par des membranes fibreuses (tissu des sinus veineux de la dure-mère, etc.)

b. *Les tissus vasculaires composés* résultent de la combinaison de deux ou trois couches ou tuniques, l'une interne ou la tunicule considérée comme une sorte de tissu plastique membranifié par les courants sanguins; l'autre moyenne dont le tissu est charnu, dense ou *pycneux*, ou jaune et rétractile (artères) ou charnu mou ou sarceux, plus ou moins rouge et contractile (cœurs); et une troisième, externe d'un tissu subscléreux ou fibrilleux. Les tissus vasculaires qui n'ont que deux tuniques se composent de l'interne et de l'externe. C'est ce qu'on voit dans les tissus des vaisseaux lymphatiques et veineux. Les tissus vasculaires composés sont donc de trois sortes, savoir les *tissus veineux*, les *tissus artériels* et les *tissus cardiaques* qui, envisagés dans toute la série animale, dans toute la série des âges et dans toute l'étendue d'un centre ou d'un rayon ou tube vasculaire, offrent de nombreuses variétés ou modifications de texture.

c. *Les tissus vasculaires complexes* se composent : 1° d'une trame aréolaire cellulo-fibreuse ou fibreuse, c'est à-dire subscléreuse, 2° d'un entrelacement de vaisseaux artériels, veineux et lymphatiques et de filets nerveux. C'est à ce sous-genre de tissus vasculaires que se rapportent 1° le tissu des ganglions lymphatiques, 2° celui des ganglions sanguins (Rate, corps thyroïde, ganglions bronchiques); 3° le tissu des ganglions plus ou moins transitoires des vertébrés, (corps surrénaux, thymus), et 4° celui des organes érectiles (pénis, clitoris, mamelon, iris, crêtes rouges de la peau). On pourrait ramener toutes ces variétés de tissus vasculaires complexes à deux sortes qui seraient les *tissus ganglieux* ou ganglionnaires et *les tissus* caverneux ou cavernulaires et érectiles.

C. *Tissus névrulaires ou névreux ou innervateurs* ainsi nommés parce qu'ils appartiennent aux centres et aux rayons innervateurs. Les deux tissus élémentaires formés par la pulpe moelleuse ou par la pulpe nerveuse, unis à diverses sortes de tissus plasteux et de tissus scléreux entrent dans la composition des tissus de ce grand genre. Les tissus névrulaires sont aussi les uns simples, les autres composés et les troisièmes complexes.

a. *Les tissus névrulaires simples* sont ceux dans lesquels la substance pulpeuse est dépourvue d'enveloppe névrilemmatique (tissu de la rétine) ou bien ceux dans lesquels le tissu du névrilemme et celui de la pulpe nerveuse sont confondus et ne peuvent être isolés par aucun procédé anatomique ou chimique. C'est ce qu'on observe dans les filaments nerveux et dans leurs extrémités papillaires.

b. *Tissus névrulaires composés.* A ce sous genre se rapportent les tissus des rayons, et des centres innervateurs. Les tissus qui entrent dans leur composition sont les tissus pulpeux moelleux ou nerveux, des tissus plastiques, des tissus scléreux disposés en couches ou enveloppes appelées névrilemmes ou membranes enveloppantes des masses nerveuses centrales. On ne peut établir ici aucune différence entre la texture des nerfs centripètes ou sensitifs et celle des nerfs centrifuges ou promoteurs, correspondante à celle qui existe entre la texture des vaisseaux centripètes veineux ou lymphatiques, et celle des vaisseaux centrifuges ou artériels. Mais la différence entre la texture névrulaire composée des rayons et celle des centres innervateurs est très-grande et peut être comparée analogiquement à la différence entre la texture vasculaire composée des rayons et celle des centres circulateurs. Envisagés sous le point de vue histologique les centres et les rayons innervateurs ne correspondent donc qu'imparfaitement aux centres et aux rayons circulateurs, ce qu'on doit attribuer à la différence très-grande qui existe entre la nature des fluides sanguins et celle de l'influx nerveux.

c. *Les tissus névrulaires complexes* se composent d'une trame cellulo-fibreuse ou subscléreuse et d'un entrelacement de filaments, de filets ou de cordons nerveux. On doit rapporter à ce sous genre le tissu des ganglions ou nodules innervateurs et celui des plexus névrulaires dont l'action innervatrice se manifeste par une décharge électrique. Attendu que les nerfs sont des conducteurs pleins et non creux comme des tubes vasculaires, nous croyons devoir préférer la dénomination de *nodule* pour différencier leurs ganglions d'avec les ganglions vasculaires, et nous admettons deux sortes de tissus névrulaires complexes qui sont les *tissus nodulaires et les tissus plexulaires ou électriques* qui correspondent mais contrastent avec les tissus ganglionnaires et les tissus caverneux vasculaires. Nous venons de remarquer que les tissus des organes vivificateurs, cellulaires, vasculaires et névrulaires qui forment la trame vivificatrice offrent déjà les formes de membrane, de tunique, et de couches.

Deuxième famille. Tissus stratulaires, caractérisés par la disposition le plus souvent stratiforme des organes qu'ils constituent et celle de leurs éléments. Cette famille de tissus comprend aussi trois grands genres de tissus composés qui appartiennent tous à l'enveloppe générale soit externe, soit interne.

1er *Genre. Tissus squelettaires.* Ils sont tous composés ou plus ou moins complexes et sont des combinaisons des trois sortes de tissus élémentaires scléreux unis aux tissus cellulaires adipeux et à celui des bourses synoviales. Ces tissus sont subdivisibles en trois sous-genres que nous désignons sous les dénominations suivantes :

A. *Tissus chondrulaires ou chondreux.* C'est celui des parties solides du squelette cartilagineux des vertébrés inférieurs (chondroptérygiens, etc.). Ce tissu est une combinaison d'une couche subscléreuse ou fibreuse appelée *périchondre* et de tissu élémentaire protoscléreux ou cartilagineux. On y observe rarement un tissu adipeux intérieur.

B. *Tissus ossulaires ou ostéeux.* C'est dans le squelette plus ou moins osseux du plus grand nombre des vertébrés qu'on trouve ce deuxième sous genre qui est une combinaison d'une couche subscléreuse appelée *périoste*, d'un tissu élémentaire deuto-scléreux ou osseux et d'un tissu adipeux intérieur vulgairement connu sous le nom de moelle ou tissu médullaire des os.

C. *Tissus articulaires ou syndesmeux.* Ce troisième sous-genre de texture est observable dans les articulations immobiles, semi-mobiles ou très-mobiles. Ils sont des combinaisons des trois sortes de tissus scléreux entr'eux, avec des synoviales et avec du tisssu adipeux.

2e *Genre. Tissus charnulaires ou musculaires*; ainsi caractérisés parce que les tissus élémentaires charnus mous ou denses y prédominent en se combinant avec les trois sortes de tissus élémentaires scléreux et avec diverses variétés de tissus élémentaires plastiques ou plasteux connus sous les noms de tissus cellulaires séreux, graisseux et de bourses synoviales. Ces tissus de chair composée sont aussi subdivisibles en trois sous-genres distingués entr'eux par les noms suivants :

A. *Tissus musculaires proprement dits, contractiles,* composés de chair molle ou *sarceuse* peu élastique et de tissus subscléreux ou fibreux sous formes de lames appelées aponévroses d'insertion, ou de cordes ou tendons renfermant dans leur épaisseur des cartilages ou des os tendiniens connus sous le nom de sésamoïdes ou ostéides. Autour des tendons ou des aponévroses, s'ajoutent aussi souvent les tissus bursulaires ou synoviaux. Tous ces éléments sont en outre réunis par le tissu plastique plus ou moins cellulaire, adipeux ou séreux. On pourrait les nommer *tissus sarco-musculaires*.

B. Tissus musculaires (1) *rétractiles*, composés 1° de chair dense ou *Pycneuse*, très élastique qui constitue le tissu fibreux jaune ; 2° de tissus fibreux blancs ou subscléreux inélastiques, sous forme d'aponévrose d'insertion ou de tendons dans lesquels on n'a point encore observé des os ou cartilages tendiniens, ni remarqué des bourses synoviales ; et 3° de tissus plastiques plus ou moins cellulifiés. Ces tissus musculaires sont caractérisés histologiquement par l'épithète de *tissus pycno-musculaires*.

C. Tissus aponévrosaires ou des aponévroses d'enveloppe, caractérisés par leurs usages d'envelopper ou de cloisonner les masses de muscles et par l'entre-croisement de leur fibres subscléreuses. On observe quelquefois des cartilages ou des os aponévrosiens dans les aponévroses d'enveloppe, soit sur les lignes médianes, soit sur les côtés de ces lignes. Lorsque le tissu de ces aponévroses d'enveloppe n'est point subscléreux ou fibreux blanc, et qu'il est représenté par du tissu osseux ou cartilagineux, ces enveloppes font alors partie du squelette et cessent d'être considérées comme des dépendances ou des espèces de tissus charnulaires.

Troisième genre. Tissus tégumentaires, tous composés de tis-

(1) Attendu que nous avons observé des ventres charnus jaunes terminés par des tendons, et que nous les avons considérés comme des sortes de *muscles agissant par rétractilité*, nous proposons la dénomination de *myscles* qui indiquerait brièvement leur caractère physiologique et les différencierait en même temps des muscles contractiles.

sus et de substances disposés en couches dans l'ordre suivant : 1° une couche de tissu plastique ou scléreux, appelée derme, ou chorion, ou cuir ; 2° des couches sous-dermiques, l'une de tissu adipeux (pannicule graisseux) , l'autre de tissu charnu (pannicule charnu ; et 3° de couches sus-dermiques formées par les extrémités des vaisseaux et des nerfs et par deux substances, l'une colorante qui prend le nom de pigment, et l'autre mucoso-cornée, connue sous la dénomination d'épiderme et d'épithélium. A ces couches sont annexés des petits sacs, connus sous le nom de cryptes ou follicules et de bulbes ou phanères. Cette famille comprend trois sous-genres, connus sous les noms qui suivent.

1er *Sous-genre. Tissus tégumentaires externes* ou *cutanulaires*. C'est dans ces tissus qu'on voit le mieux chez les animaux supérieurs les diverses couches dénommées ci-dessus, et leurs annexes qui sécrètent des produits sébacés, muqueux, cornés ou calcaires sous des formes très variées. Mais les modifications que subit la texture tégumentaire externe, étudiée dans toute la série des vertébrés et des invertébrés sont si grandes qu'on ne peut les énumérer. On peut seulement établir en thèse générale que les tissus cutanulaires sont texturés pour les divers degrés de sensation, de contact, de protection et d'abritation, et attendu que, d'une part, ces tissus finissent par devenir minces comme une toile d'araignée et se confondre avec le tissu sous-jacent (arachnodermaires de Blainville), et que de l'autre ils acquièrent une épaisseur très grande (pachydermes), ou une organisation très riche pour la tégumentation par des poils, des plumes et des écailles, etc., on peut admettre approximativement et provisoirement trois grandes modifications principales que nous désignerions par les termes de texture *sub-cutanulaire*, *mi-cutanulaire et sur-cutanulaire*. Ce point d'histologie exige encore des recherches très nombreuses et surtout une vérification des travaux exécutés jusqu'à ce jour.

2e *Sous-genre. Tissus tégumentaires internes* ou *splanchnu-*

laires. Les couches dermiques ou le derme interne (chorion), et les couches sus et sous-dermiques et leurs annexes, quoique de même nature que dans les tissus cutanulaires, subissent dans les tissus splanchnulaires toutes les modifications voulues pour le but de l'élaboration assimilatrice, dépuratrice et génératrice ; et celles-ci sont si nombreuses pour exécuter tous les degrés de ces trois sortes d'élaborations qu'on ne peut également les énumérer. La texture du tégument interne se montre également simplifiée ou compliquée, à tel point qu'on peut encore rationnellement et provisoirement admettre des *tissus sub-splanchnulaires*, *mi-splanchnulaires* et *sur-splanchnulaires* dans chaque portion de ce tégument interne, chargée de fonctionner pour l'assimilation, la dépuration et la génération, lorsque ces fonctions sont confiées à des appareils spéciaux.

3e *Sous-genre. Tissus tégumentaires plus internes* ou *excrétulaires*. Ce sont les tissus des canaux excréteurs des appareils glandulaires. Ce sous-genre a été proposé par M. de Blainville dans son traité de physiologie générale et comparée. Mais, d'après nos recherches, il devrait appartenir au sous-genre précédent où il figurerait parmi les *tissus sub-splanchnulaires*. M. de Blainville a désigné ces tissus sous le nom de *tissus séro-muqueux* ou *kystodermeux*, c'est-à-dire, intermédiaires aux membranes muqueuses ou tégumentaires internes et aux membranes séreuses.

3e *famille*. Tissus glomérulaires. Lorsque les petits sacs analogues à ceux observés dans les tissus tégumentaires, ou des vésicules propres à sécréter des germes, s'agglomèrent, il en résulte des tissus que nous caractérisons par cette agglomération d'éléments tissulaires divers. Il paraît que l'élément anatomique connu sous le nom de *granulations glandulaires* (acini) n'existe réellement point, et le professeur Muller, de Berlin, s'est attaché à démontrer (de glandularum secernentium structurâ penitiori) que les prétendues granulations ne sont que des cœcums ou follicules glandulaires très petits. La dénomination de *tissus glomérulaires* nous paraît préférable à celle de *tissus glandulaires* qui désigne plus spécialement le tissu des organes sécréteurs de fluides versés sur les surfaces de l'organisme animal. Nous avons cru, au reste, qu'il était important de signaler et de bien différencier les trois principales dispositions des tissus complémentaires qui sont effectivement celles de *trames*, de *couches* ou *strates* et d'*agglomérats*. Les tissus glomérulaires sont ainsi bien distincts des *tissus stratulaires* et des *tissus tramulaires*.

Trois grands genres nous semblent devoir être institués dans la famille des tissus glomérulaires. Nous les caractérisons ainsi qu'il suit :

1er *Genre. Tissus bulbulaires* ou *phanéripares*. Ce sont ceux des organes qui sécrètent des humeurs qui se solidifient et forment à la surface de l'animal des produits phanériques c'est-à-dire saillants et évidents. Ces produits, qui sont cornés ou calcaires, reçoivent des noms divers selon leurs formes et leurs usages. Après la notion histologique des petits sacs ou bulbes isolés et annexés à la peau interne ou externe, on peut observer les agglomérations plus ou moins condensées de ces éléments anatomiques qui constituent les tissus bulbulaires, et établir dans ce sous-genre trois modifications principales, *sub*, *mi* ou *sur-bulbulaires* pour signifier approximativement trois degrés principaux de concentration de ces éléments. Lorsque la papille conique qu'on remarque au fond des sacs bulbiformes fait saillie de plus en plus en même temps que le sac diminue progressivement, il peut arriver que la texture bulbulaire revête la forme papillaire, c'est ce que nous croyons avoir remarqué dans le tissu de la matrice des ongles. Il faut donc, dans la signification anatomique du bulbe, avoir égard aux proportions du sac et de la papille qu'il renferme pour éviter des déterminations histologiques trop absolues. Les agglomérations bulbulaires n'ont jamais la forme d'une masse lobée comme les glandes.

2e *Genre. Tissus folliculaires* ou *glandulaires* et *fluidi-*

pares. Il convient après la notion histologique des sacs folliculaires de la peau interne ou externe, de grouper tous les aggrégats de follicules mucipares, sébacipares, salivipares, bilipares, uripares, spermipares et lactipares qui sont connus en organographie animale sous des noms spéciaux, d'après lesquels on pourrait établir en histologie spéciale des tissus mammaires, testiculaires, hépatiques, néphrétiques, prostatiques, etc., etc. Mais en raison de ce que les tissus des organes appelés mamelles, testicules, foie, reins, prostate, etc., offrent, dans la série animale, beaucoup de variétés dans leur structure intime, on ne peut et on ne doit point établir en histologie animale comparée, des tissus glandulaires spéciaux, et il paraîtrait que la spécialisation porte plus sur les proportions de vaisseaux et de nerfs, destinés à ces organes sécréteurs, que sur les formes et la condensation des éléments des tissus glandulaires. Pour apprécier cependant d'une manière approximative les principales modifications de la texture glandulaire ou folliculaire, on pourrait établir, comme nous l'avons fait précédemment, et toujours provisoirement des tissus *sub-glandulaires*, *mi-glandulaires* et enfin *sur-glandulaires*. Ces trois modifications nous semblent propres à signifier les degrés d'agglomération et de concentration des éléments, soit des diverses glandes, soit d'une même glande envisagée dans toute la série des animaux.

3e *Genre*. *Tissus ovulaires* ou *ovulipares*. Les éléments anatomiques qui s'agglomèrent pour constituer le tissu des organes sécréteurs des ovules, donnent à ce tissu un caractère spécial qui nous paraît devoir être mis en relief dans l'état actuel de l'histologie. Ces éléments nous semblent être, lorsqu'ils sont bien constitués, de véritables sacs vésiculeux qui donnent à ces organes la forme exprimée par le mot de grappe, dont les grains sont plus ou moins lâches et distincts, ou plus ou moins serrés et non distincts à l'extérieur. En raison de ce que les tissus glomérulaires de ce genre ne se continuent point toujours immédiatement avec des conduits excréteurs, ils paraissent ainsi cesser d'être des dépendances du tégument interne et appartenir aux tissus profonds de l'organisme.

La connaissance de ces tissus qui sécréteraient une première vésicule dite vésicule de Purckinjé et une substance vitelline dans des proportions variables entourant cette vésicule, est encore si peu avancée qu'on ne peut établir en ce moment que deux sous-genres de ces tissus, savoir : le tissu ovulaire des vivipares et celui des ovipares. Mais il est probable qu'il existe non-seulement des tissus germulaires intermédiaires aux deux précédents, mais encore d'autres tissus inconnus et à déterminer par des recherches dans toute la série animale.

Dans cet exposé rapide de tous les tissus animaux, envisagés sous le point de vue anatomico-physiologique, nous avons établi la caractérisation sur les résultats de l'observation de tout ce qui a trait à l'état amorphe à la consistance des tissus, à toutes leurs formes tissulaires, à la nature des éléments organiques de la texture et à leur finalité physiologique plus ou moins connue. Nous avons négligé à dessein, à l'occasion de chacun de ces tissus, d'indiquer les proportions de vaisseaux et de nerfs qu'ils reçoivent pour être rendus aptes à exécuter leur rôle physiologique. Cette indication devra être faite à l'occasion des organes qui résultent des formes spéciales que revêtent surtout les tissus complémentaires. Si nous ne perdons pas de vue, maintenant que les matériaux qui forment et renouvellent les tissus ou les solides vivants, sont émanés du sang, et que les tissus étant une fois bien constitués, séparent du sang qui les vivifie et les abreuve, un grand nombre d'humeurs destinées à concourir à une multitude de fonctions, nous reconnaissons ainsi qu'on est naturellement conduit à l'étude de tous les fluides émanés ou extraits du sang pour les nutritions et les secrétions. C'est ce mouvement des matériaux de contexture ou des substances organiques des animaux qu'on a désigné sous le nom de *tourbillon vital.*

DES EXHÈMES OU HUMEURS ÉMANÉES DU SANG.

C'est toujours à l'état de gaz, ou de liquide plus ou moins concrescible et solidifiable que ce troisième ordre de matériaux de contexture se manifeste à l'observation. La considération de leur premier état au moment de leur séparation du sang et celle de leur origine commune d'une même source, nous ont déterminé à réunir à ce groupe de parties, les solides non vivants que plusieurs histologistes ont considérés comme des tissus sous les noms de *tissus cornés*, *épidermoïdes ou épidermiques*, auxquels ils auraient pu ajouter les *tissus calcaires ou dentaires*, etc. Mais, attendu que dans notre manière d'envisager les matériaux de contexture en général, nous nous attacherons beaucoup plus à apprécier les rapports de la nature intime des matériaux organiques avec leur rôle physiologique qu'a des formes de tissus vivants ou non vivants, nous préférons mettre en relief la vitalité des solides généralement connus sous le nom de tissus animaux et les faire contraster avec les solides non vivants quoique organiques. La branche de l'anatomie et de la physiologie de contexture qui traite des exhèmes peut être appelée *exhémologie ou exhémographie.*

Les Exhèmes ou exsangs se divisent naturellement en trois groupes que nous distinguons par les noms *d'exhèmes inhérents, d'exhèmes ambihérents et d'exhèmes exhérents.*

I° *Exhèmes inhérents.* Dans ce groupe viennent se ranger : 1° les matériaux nutritifs pour la première formation, et la rénovation des solides vivants; 2° d'autres matériaux nutritifs exhalés ou déposés dans l'intérieur de l'organisme pour servir à plusieurs fonctions et rentrer ensuite dans le sang. Les exhèmes inhérents se subdivisent donc en *exhèmes texturés* ou transformés en tissus vivants et en *exhèmes interposés ou déposés* pour des finalités physiologiques immédiates ou ultérieures.

Les exhèmes texturés ou histosés qu'on pourrait appeler *Histexhèmes* sembleraient au premier abord devoir être très nombreux proportionnellement au grand nombre de tissus ou solides vivants que nous venons d'énumérer ; mais les recherches des physiologistes chimistes et celles des embryogénésistes tendent à les réduire et à en borner le nombre à celui du tissu rudimentaire et des trois principaux tissus élémentaires. C'est sous le nom *d'albumine* qui correspond au tissu rudimentaire et sous les dénominations *de gélatine*, de *fibrine* et de *cérébrine* ou nervine que ces substances texturables ou mises en œuvre pour la formation des tissus de glu, de chair et de pulpe sont généralement connues dans l'état actuel de la chimie animale. A la considération de ces substances organiques, on ajoute celle des proportions d'eau et de sels qui influent sur les divers degrés de leur consistance.

Les exhèmes interposés ou déposés, sont annexés aux solides vivants pour les favoriser dans leurs fonctions. Ils sont très peu nombreux puisqu'on n'en compte que deux généralement connus sous les noms de sérosité et de graisse. Les exhèmes séreux et graisseux ont pour caractère commun d'être propres à entrer de nouveau dans la composition du sang. On pourrait donc les nommer *exhèmes hématosés* ou *hémexhèmes*.

Les sérosités ou exhèmes séreux nous sembleraient devoir être appelés *exhèmes lympheux* ou *lymphexhèmes* pour marquer d'une part leur affinité ou leur identité avec le sang lymphatique ou *lymphème* et de l'autre indiquer leur rapprochement avec l'eau (νυμφη) qui prédomine dans leur composition.

On connait en général deux sortes d'exhèmes séreux, l'un interposé ou déposé dans les cellules ou poches des tissus cellulaires ou des membranes séreuses, l'autre lubrifiant les surfaces des bourses synoviales des tissus fibreux cartilagineux et osseux. On peut distinguer les exhèmes séreux en ceux des parties molles et ceux des parties dures (sérosités, synovie). Les exhèmes séreux interposés maintiennent les tissus cellulaires dans un état de tension ; ceux déposés aux surfaces des poches séreuses et des bourses synoviales favorisent ainsi les mouvements de glissement des parties molles et des parties dures. La sérosité limpide de l'intérieur de l'œil ou du tissu animal d'une méduse influe sur la manière dont la lumière se réfracte en traversant ces milieux transparents organisés. On reconnaît ainsi comment on est conduit, en anatomie spéciale, à spécifier certaines sérosités sous les noms *d'humeur vitrée*, *d'humeur aqueuse* et *d'humeur cristalline* dont la solidification produit dans le globe oculaire, la lentille de la chambre obscure de l'appareil de la vision. Les sérosités visqueuses ont des rapports avec le mucus des membranes muqueuses, d'où le nom de *Bourses muqueuses*, donné aux poches synoviales sous-cutanées.

Les exhèmes graisseux ou adipeux qu'on pourrait appeler *adipexhèmes* (1) pour les distinguer physiologiquement des matières grasses contenues dans le sang, présentent aussi divers degrés de fluidité et de limpidité huileuse, ou de consistance et de coloration suifeuse ou stéareuse, d'où les dénominations d'huile animale, de suif animal. On peut aussi distinguer les exhèmes adipeux ou adipexhèmes en ceux des parties molles (vulg. graisse) et ceux des parties dures (moëlle, suc médullaire des os).

Les rapports de consistance des exhèmes adipeux avec les humeurs sécrétées par les follicules sébacipares sont indiqués par le nom *d'humeur sébacée* (de *sebum*, *suif*).

II. *Exhèmes ambihérents*. Ce groupe d'humeurs émanées du sang renferme toutes celles qui appartiennent à la fois à l'intérieur ou aux surfaces de l'organisation auxquelles elles adhèrent fortement pendant un temps plus ou moins long. Ces exhèmes sont tous plus ou moins solidifiés. Nous les distinguons en exhèmes colorants ou pigmentés, (pigments), exhèmes durcissants ou cimentés (ciments).

Des pigments. Quoique les caractères à tirer de la couleur des matériaux de contexture ne puissent avoir qu'une valeur

(1) Nous pensons qu'on doit préférer ce mot, quoique hybride, à celui de *stéarexhème*, parce qu'il indique les rapports avec le tissu cellulaire adipeux.

très-secondaire, nous pensons que les anciens anatomistes ont eu raison d'établir ce genre d'exhèmes ; et nous le conservons parceque les humeurs épaissies et colorantes existent dans la série animale soit dans l'intimité de l'organisme (pigment noir sous-péritonéal des reptiles, pigment nacré sous-arachnoïdien des poissons), soit dans l'intérieur de l'œil (pigment choroïdien), soit sous l'épiderme, soit combiné avec les poils, les écailles, les plumes, etc., et avec les sels calcaires des coquilles et des tests. On peut distinguer ces exhèmes colorants ou *chromexhèmes* en *exhèmes subcolorants* (pigments blancs, noirs nacrés), et en vrais pigments, ou exhèmes colorants proprement dits, (pigments de toutes sortes de couleurs).

Des exhèmes durcissants et cimentés ou sclérexhèmes. Nous proposons d'appliquer le nom de *ciments* à toutes les humeurs qui se condensant beaucoup peu après qu'elles sont séparées du sang, constituent deux sortes de produits qu'on peut distribuer en deux genres, savoir les *exhèmes cornés* et les *exhèmes pétrés.*

Au premier genre se rapportent la substance *mucoso-cristalline* de la lentille oculaire, et la matière mucoso-cornée de toutes les parties connues sous les noms d'épiderme, d'épithélium, de poils, de plumes, d'ongles, de becs, de fanons, d'écailles, d'opercules, de cornes et de dents cornées. Sans avoir égard à toutes les variétés de formes qui ont nécessité cette nomenclature en anatomie spéciale, nous ne pouvons nous dispenser d'indiquer que toutes les modifications que subit la consistance plus ou moins dure des exhèmes cornés, depuis la pellicule mucoso-cornée dite épithélium, jusqu'aux piquants et aux cornes ou aux dents cornées, peuvent être approximativement indiquées par la distinction des exhèmes cornés en *sub-cornés*, *mi-cornés* et *sur-cornés*. Nous avons déjà dit que ces exhèmes sont colorés ou non par des pigments.

Le deuxième genre d'exhèmes durcissants renferme toutes les substances mucoso ou gélatino-calcaires qui ont acquis une dureté telle qu'on a donné le nom de *rocher* ou de *pierre* à quelques-unes d'entr'elles; (rocher du temporal, des mammifères, pierres auditives des poissons qui ne sont pas des os); c'est pourquoi nous nous croyons autorisé à réunir sous le nom *d'exhèmes pétrés*, les substances diverses des dents, des tests, des coquilles, des opercules, des boucliers, cuirasses ou cataphractes, etc. etc. Les exhèmes pétrés se combinent aussi avec diverses sortes de pigments, ou ne sont nullement colorés par eux. Nous les distinguons aussi en exhèmes *sub-pétrés*, *mi-pétrés* et *sur-pétrés*; afin d'avoir en anatomie de contexture l'avantage d'indiquer approximativement les divers degrés de durcissement gélatino-calcaire, depuis l'état de poudre amylacée, ou matière crétacée, jusqu'à la dureté de la pierre et de l'émail des dents. Pour les mêmes raisons, nous ne devons point nous arrêter aux formes diverses des exhèmes pétrés.

III. *Exhèmes exhérents.* Ce troisième groupe d'humeurs émanées du sang comprend toutes celles qui sont versées au dehors sur les surfaces de l'enveloppe générale du corps, soit presque immédiatement, et en traversant le réseau vasculaire de la peau seulement, soit après avoir été élaborées par des organes sécréteurs très variés et même par un organe intérieur après une déchirure ou une déhiscence de son tissu. Ces exhèmes sont tous excrétés pour des finalités physiologiques très diverses. Ils sont ainsi bien différenciés des exhèmes inhérents qui sont tous *incrétés* et des *exhèmes ambihérents* qui sont en partie *incrétés* et en partie *excrétés*. Ces exhèmes exhérents peuvent être distingués en *exhèmes transpirés* et en *exhèmes sécrétés*.

Les transpirations cutanées externes et les transpirations internes des surfaces pulmonaires, digestives, dépuratoires et génitales soit gazeuses, soit liquides plus ou moins aqueuses ou visqueuses, constituent le genre des *exhèmes transpirés*.

Le genre des *exhèmes sécrétés* renferme les fluides appelés humeurs muqueuses (1) ou blenneuses, sébacées, salivaires, bi-

(1) Pour plus de précision dans le langage de l'anatomie de contexture

liaires, urinaires, spermatiques, lactiques et ovariques, qui sont sécrétées soit par des follicules ou des cœcums ou intestinules isolés ou simplement aggrégés, ou par des cryptes agglomérés pour former les tissus glandulaires, soit par un organe qui appartient à l'intérieur de l'organisme tel que celui qui sécrète les humeurs qui s'organisent en ovule, etc.

En jettant ce coup d'œil rapide sur les matériaux extraits du sang soit par perspiration à l'intérieur, soit par transpiration, soit par sécrétion ; le physiologiste, le pathologiste et le naturaliste sont frappés du rapport nécessaire entre la nature physico-chimique de tous ces exhèmes et celle du sang d'une part, et de l'autre les degrés de composition tissulaire des solides vivants qui élaborent plus ou moins le fluide vivificateur qui les pénètre pour en faire jaillir cette multitude innombrable de produits.

En terminant ces prodromes d'anatomie et de physiologie de contexture ou de crasiographie animale, nous devons faire remarquer que la distinction des matériaux de l'organisme en sang ou fluides sources, en solides ou tissus vivants et en humeurs émanées du sang, nous paraît tellement fondée sur l'observation exacte du fait de l'enchaînement des formations organiques que les physiologistes ont dû de bonne heure l'établir. Ce serait donc à tort qu'on viendrait à considérer le sang comme un tissu ou un solide vivant par ce qu'il est susceptible de s'organiser en se coagulant ; on aurait tort également de cesser d'admettre des tissus vivants, parce que dans le nombre de ces solides, il en est qui sont non fibreux, non lamelleux et encore plastiques ou dans des états pulpeux mous ; enfin ce serait encore contrairement aux principes de la science de la contex-

nous n'appliquons l'épithète *muqueux* ou *muqueuse* qu'à cet exhème et nous avons substitué le nom de *tissus plasteux* ou *plastique* à celui de *tissu muqueux* de Bordeu et la dénomination de *tissu splanchnulaire* à celle de *tissu muqueux* ou des membranes muqueuses de Bichat. Ce changement est nécessité parce que la peau externe de certaines espèces est enduite de mucus.

ture des animaux, qu'on rangerait parmi les solides ou les tissus vivants, les prétendus tissus cornés, pileux ou épidermoïdes. Le rang que nous avons assigné depuis long-temps à tous les produits phanériques parmi les exhèmes ambihérents nous semble bien plus conforme au principe des affinités naturelles d'après lequel ils doivent figurer entre les exhèmes incrétés et les exhèmes de plus en plus excrétés.

PRODROMES D'ANATOMIE ET DE PHYSIOLOGIE DE STRUCTURE

OU D'ORGANOGRAPHIE DES ANIMAUX.

Dès les premiers temps de la science anatomique, les parties qu'on avait reconnu être des combinaisons de tissus ou solides similaires ou dissimilaires, furent considérées comme des organes ou des instruments des phénomènes vitaux. On avait ensuite groupé les organes d'après les fonctions communes auxquelles ils concouraient, et ces groupes ont reçu de nos jours le nom d'appareils organiques. Dans les temps les plus reculés la distinction de deux vies, l'une végétative et l'autre animative, avait été établie. Dès-lors les organes et les appareils durent être classés d'après ces deux grandes finalités physiologiques. Mais cette classification, si bien développée par Bichat, porte évidemment sur deux caractères dynamiques trop absolus, et ne peut guère s'appliquer à toute la série des animaux parce que les organes de ces deux vies perdent de plus en plus leurs traits distinctifs au fur et à mesure qu'on s'éloigne de l'homme.

L'animal, dit M. de Blainville, étant une combinaison définie d'organes destinée à agir d'une manière déterminée dans des circonstances déterminées doit être considéré par le zootomiste comme constitué : 1° par une enveloppe générale qui le limite en dehors et en dedans, 2° par le système nerveux. Après cette définition générale qui embrasse tous les actes physiologiques considérés dans leur subordination à la constitution de l'organisme animal M. de Blainville distribue les appareils en trois groupes, savoir : 1° les appareils communs aux deux vies, 2° les appareils de la vie organique et 3° celui de la vie animative ou le système nerveux. Nous devions indiquer ici ces déterminations dont nous apprécions toute la portée scientifique ; mais en raison de ce que les distinctions de vie de l'individu, de vie de l'espèce, de vie organique et de vie animale appartiennent plutôt à la physiologie pure qu'à l'anatomie physiologique des organes, nous croyons devoir proposer une nouvelle manière d'envisager l'organisme animal, que nous fondons sur les divers genres de vitalisation réciproque des organes, des appareils et des groupes d'appareils ou ensembles.

Nous divisons l'organisme animal en trois ensembles dont l'un est limitateur au dehors ou prolimitateur, l'autre limitateur en dedans et élaborateur. Ces deux ensembles organiques sont vivifiés par le troisième qui est limité, enveloppé et vivificateur. A ces trois grands caractères anatomiques importants des ensembles organiques se lient trois grandes fonctions générales qui s'enchaînent et se nécessitent réciproquement.

La peau, les organes des sens et les organes locomoteurs ont été avec raison élevés au rang d'appareils. La peau est la couche la plus superficielle de l'enveloppe externe de l'animal ou du *manteau*. Elle est plutôt un organe très-étendu qu'un véritable appareil ; mais en ayant égard aux parties annexées à cet organe pour la protection de tout l'organisme, on peut élever la peau et ses organes accessoires au rang d'*appareil protecteur*. Ce vaste appareil tégumentaire externe fournit dans les diverses régions des annexes aux organes des sens, et c'est ainsi qu'ont été constitués les divers appareils de sensations externes, connus sous le nom d'appareils de vision, d'audition, d'odoration, de gustation, de palpation et du toucher génital. La peau ou le tégument externe se trouve doublé en dessous par une couche profonde d'organes locomoteurs qui adhèrent beaucoup à sa surface interne dans les animaux inférieurs, et c'est lorsque la couche profonde de l'enveloppe externe constituée par les muscles et le squelette est tout-à-fait détachée de la peau sur-jacente, que l'appareil constitué par ces organes locomoteurs se montre comme ayant une existence à part dans la majorité des animaux vertébrés. Mais la peau fournit encore à cet appareil locomoteur sous-jacent à elle, des dépendances connues sous le nom de membranes alaires (chauve-souris) ou de phanères pennaires ou plumes (oiseaux); enfin la peau externe se continue évidemment par les ouvertures naturelles avec les viscères formés par le tégument ou l'enveloppe interne. Cette manière d'envisager le rôle physiologique de la peau considéré dans ses rapports avec les organes sensoriaux et locomoteurs, et les viscères nous paraît devoir être ici mise en relief. Elle a été formulée en une théorie fondée sur la masse des faits fournis par l'observation de toute la série zoologique, et c'est à de Blainville que la science est redevable d'avoir le premier avancé et soutenu la théorie de l'enveloppe générale du corps des animaux. C'est après avoir controversé cette généralisation importante, que nous en avons reconnu toute la valeur et la portée scientifique. Après l'avoir adoptée comme vraie et inattaquable dans ses fondements, nous avons cru devoir y apporter quelques modifications qui nous ont paru être nécessitées par la sévérité même des principes logiques qui avaient dominé l'auteur dans l'institution de sa théorie.

Quoique les appareils compris dans l'enveloppe totale du corps soient subdivisibles en ceux de l'enveloppe externe et ceux de l'enveloppe interne, on ne peut s'empêcher de constater que quelques-uns de ces appareils ont un caractère mixte et sont pour ainsi dire limitrophes entre l'enveloppe externe et l'enveloppe interne. Il faut en outre avoir égard à ce que certains organes appartenant à une même fonction (par exemple la respiration, l'accouplement, etc.) peuvent être placés soit dans le tégument interne soit dans l'enveloppe externe. La situation des appareils et la considération de leurs corps en relation normale que nous avions d'abord prises pour base de notre nomenclature anatomique, ne sont donc point des caractères applicables à toute la série animale, et c'est là ce qui nous fait modifier nos propres déterminations, tout en conservant cependant ce qui nous paraît avoir une valeur scientifique. Les soins que nous avons mis à donner à nos recherches cette valeur nous enhardissent à en soumettre les résultats, et je dois ici avouer qu'indépendamment des faits de détail observés par moi-même, j'ai tâché de profiter de tous ceux que j'ai pu recueillir dans les leçons des professeurs d'anatomie, de physiologie animale et végétale et de zoologie de la faculté des sciences et du Muséum d'histoire naturelle de Paris. C'est à l'aide de ces faits recueillis dans les leçons orales, dans les ouvrages des auteurs originaux ou spéciaux et dans mes propres observations, que je suis conduit à formuler la classification des parties organographiques, en partant des animaux supérieurs pour l'appliquer ensuite aux animaux de plus en plus inférieurs. Cette classification organographique nous semble devoir être proposée comme une théorie de l'organographie animale qu'il faut considérer ici dans les contrastes qu'elle offre avec l'organographie végétale.

Ce contraste de l'organographie des animaux avec celle des végétaux ressort naturellement des idées émises en commençant ces prodromes sur l'individualité des corps organisés. Nous avons dit alors que dans les deux règnes, il existe des individus composés d'une partie commune vivante, sur laquelle vivent des agglomérations d'autres individus. Cette individualité composée est celle qu'on observe le plus fréquemment dans le règne végétal, et il faut toujours la prendre en considération en anatomie et en physiologie végétales si l'on veut éviter des erreurs nombreuses. Mais il n'en est pas de même dans le règne animal où l'on voit la grande majorité des espèces animales se composer d'individus isolés à sexes mâle, femelle, neutre ou à hermaphrodisme, insuffisant ou suffisant, et dès lors on peut procéder en anatomie et en physiologie animales en considérant tout l'organisme animal comme si l'individualité était généralement non composée, mais à hermaphrodisme non suffisant. Nous verrons même que le fait de la coexistence des deux sexes dont l'un avorte, fait déjà avancé par Everard Home, nous semble devoir être repris et soutenu par de nouvelles observations plus exactes et plus nombreuses qui seraient propres à le confirmer. Ainsi, dans le règne animal l'individualité composée se montre comme une transition naturelle à l'étude du règne végétal. Mais en anatomie et en physiologie générales des parties organographiques, après avoir reconnu le point de contact et les affinités organiques des végétaux et des animaux, il faut se résoudre à faire contraster les êtres de plus en plus animés avec ceux qui végètent simplement. Cette nécessité des contrastes et de la mise en saillie des différences nous semble surtout commandée par le besoin d'éviter les erreurs dans lesquelles on pourrait être entrainé par l'idée spécieuse de vouloir réduire à l'unité métaphysique les deux règnes des corps organisés. La philosophie possède depuis long-temps les idées philosophiques de l'harmonie et de la finalité physiologique de ces êtres qui donnent la solution rationnelle de ces sortes de questions; et dans notre manière de voir les identités, les égalités, les ressemblances ou homologies, les affinités ou analogies, les ambiguités ou amphilogies, les oppositions, inversités ou antilogies ou contrastes et enfin les diversités ou différences ou hétérologies, sont autant de faits auxquels il faut avoir égard, et tous ces faits sont compris et embrassés par l'idée de l'harmonie qui devient le sommaire de la multiplicité effective et observable dans la nature matérielle.

C'est en ayant égard aux idées d'économie, d'harmonie préétablie et de finalité physiologique qui nous sont fournies par l'antique philosophie et par le sens le plus commun, que nous avons établi la classification suivante des organes, des appareils et des ensembles de l'organisme animal considéré comme un individu hermaphrodite. On verra que nous avons préféré les déterminations introduites dans la science par M. de Blainville à celles de Bichat, parce que notre point de vue est anatomico-physiologique, c'est-à-dire que nous ne devons jamais isoler l'anatomie de la physiologie, ni réciproquement.

Classification des parties organographiques des animaux.

Trois grands ensembles servent à grouper naturellement tous les appareils et une grande variété d'organes. Le système en anatomie physiologique n'est pour nous autre chose que l'étude comparative, soit de tout l'organisme, soit d'un ensemble, d'un appareil ou d'un organe, ou des tissus, ou du sang, ou des exhèmes, ou des régions dans toute la série animale ; ainsi l'esprit humain peut établir en anatomie et en physiologie des systèmes de toutes ces parties. Mais l'ensemble est un groupe naturel d'appareils existant dans un organisme donné et ne doit pas être confondu avec le système qui est un résultat du travail intellectuel s'attachant à grouper artificiellement les objets d'étude pour embrasser la conception générale.

Ces explications étant données, nous avons prévenu les erreurs auxquels le langage habituel aurait pu nous conduire.

L'ensemble prolimitateur (enveloppe externe), l'ensemble élaborateur (enveloppe interne) ont été avec raison réunis sous le nom d'enveloppe générale ; mais la nécessité de les envisager dans leurs rapports avec *l'ensemble vivificateur* ou la masse des appareils enveloppés nous porte à les séparer dans la démonstration pour nous rapprocher un peu de l'ordre didactique suivi en anatomie et en physiologie humaine.

ENSEMBLE PROLIMITATEUR OU LIMITATEUR EXTERNE OU MANTELLAIRE.

Enveloppe externe (Bl.) subdivisible en trois appareils, savoir :

I. Appareil protecteur ou cutanulaire. C'est la peau considérée comme organe de contact et de protection générale auquel s'ajoutent des parties qui la défendent elle-même et d'autres parties qui l'abritent et recueillent tout le corps.

L'appareil cutanulaire envisagé dans toute la série animale se compose donc 1° d'un organe essentiel ou du sens général du contact externe, 2° de parties nécessaires (tutamina cutis) qui sont les poils, plumes, écailles, etc., etc., et 3° quelquefois de parties auxiliaires qui abritent, recueillent tout le corps (colligia corporis) coquilles, tubes artificiels, etc., etc.

L'appareil cutanulaire fournit un grand nombre de parties annexes aux deux autres appareils de l'enveloppe externe.

II. Appareil promoniteur ou sensulaire. Ainsi nommé parce que ces organes essentiels sont généralement connus sous le nom de *sens externes* qui nous avertissent de la présence des corps placés hors de nous soit au contact, soit à distance. Cet appareil se subdivise naturellement en trois groupes naturels, savoir en sens mécaniques (palpation et copulation) sens chimiques (saporation et odoration) sens physiques (audition et vision).

A. Appareils des sens mécaniques ou de tactilation (1). Ou du toucher actif (Bl.) s'exerçant pour palper ou pour copuler.

a. *Appareil de palpation.* Les organes appelés doigts des mains de devant et de derrière, trompe ou doigt nasolabial et queue prenante ou doigt caudal, sont composés de parties destinées à sentir l'impression du corps palpé, à modérer cette impression et à recueillir le corps, d'où la coexistence réelle d'un sens uni intimement aux parties *tutaminales* et *colligiales.* C'est ainsi que la finalité physiologique se trouve accomplie sans exiger trois organes spéciaux qui deviennent distincts dans les appareils suivants

b. *Appareil de copulation.* Aux organes connus sous les noms de *pénis*, *clitoris*, *mamelons* dans les vertébrés sont annexées d'autres parties appelées *fourreau, prépuce*, *aréoles* et d'autres encore qui sont nommés peau scrotale (scrotum), vulvaire (gran-

(1) Nous créons le mot *tactilatio* comme fréquentatif de *tactio* action de toucher à l'imitation de *agitatio*, fréquentatif de *actio* action.

des lèvres), mammaire et bursale (marsupium). Ce sont ces petits groupes d'organes affectés au toucher génital (6ᵉ sens de Buffon) qu'on doit élever au rang d'appareils de copulation. On sait qu'il y a deux sortes d'accouplement l'un pour la progéniture et l'autre pour la nourriture des petits. Pour que les appareils de copulation agissent harmoniquement, il y a contraste et anthithèse dans leur disposition organique.

En effet les pénis, les clitoris et leurs annexes qui se correspondent en raison inverse dans le *coït fécondateur*, les mamelons, les langues et leurs organes accessoires qui s'harmonisent dans le *coït lactateur*, doivent être considérés comme des sortes de *palpes* ou *doigts* affectés pour un toucher et un plaisir annexé à ce toucher spécial. On voit ainsi la transition naturelle des appareils de copulation à ceux de la dégustation.

Les appareils de copulation sont composés en général de trois sortes d'organes : l'un essentiel, *sensorial* (verge ou doigt pénial du mâle, clitoris ou doigt pénial de la femelle, mamelon ou doigt pénial de la nourrice), le second plus ou moins nécessaire et *tutaminal* (fourreau ou prépuce, petites lèvres ou prépuce des clitoris, aréole ou prépuce des mamelons) et le troisième plus ou moins auxiliaire et *colligial* c'est-à-dire servant soit à accrocher la femelle (insectes, poissons) soit de bourse à la glande testiculaire ou mammaire ou pour recueillir le nourrisson. Ces trois sortes d'organes plus ou moins distincts constituent donc des appareils de copulation qui d'après leur constitution organique sont de vrais appareils de sensations mais affectés et annexés aux fonctions génératrices, de même que les sens de saporation et d'odoration sont généralement annexés aux fonctions assimilatrices.

B. Appareils des sens chimiques ou de dégustation ou du déguster, action d'apprécier la nature des substances alibiles par leur saveur et leur odeur.

a. Appareil de gustation ou de saporation. Les organes empruntés à la peau (lèvres, joues et glandes salivaires) et ceux empruntés au squelette, (palais osseux, mâchoires) s'ajoutent à la langue et à la muqueuse buccale pour constituer cet appareil. La langue en est considérée comme l'organe essentiel; la chambre maxillaire ou buccale fait l'office du *tutamen* de ce sens; les dents et les glandes salivaires favorisent l'acte de la mastication. Les joues, les abajoues et les lèvres servent à saisir et recueillir les substances alibiles. La condition d'amener à l'état moléculaire les corps pour que leur sapidité soit appréciable est une considération qui doit faire rattacher les organes masticateurs et tutaminaux de la langue, à l'appareil de la gustation ou de saporation qui est le vestibule de l'appareil digestif. Mais il faut noter ici que la langue elle-même se transforme quelquefois en organe de préhension (fourmiliers, caméléon). Ce qui n'atténue point la détermination proposée et prouve que la nature arrive à des fins voulues par une grande diversité de moyens en rapport avec la diversité des espèces animales et la variété de leur nourriture et du mode de préhension de cette nourriture.

b. Appareil d'olfaction ou d'odoration. Des organes empruntés au squelette et à la peau s'ajoutent de même aux sacs olfactifs formés par la muqueuse rhinale ou membrane pituitaire pour constituer cet appareil dans lequel la muqueuse nasale agit comme l'organe essentiel ou le *sensus*; le nez ou couvercle osseux et cutané forme le *tutamen;* et dont les sinus olfactifs plus ou moins étendus sont les *organes colligiaux*. Au lieu de sinus creusés dans l'intérieur, on voit dans certains cheiroptères des cornets olfactifs placés en dehors et affectés à cet usage. Les organes d'odoration sont aussi en connexion physiologique avec ceux qui secrètent les substances odorantes dont l'expansion et le rayonnement provoque le rapprochement des sexes.

C. APPAREILS DES SENS PHYSIQUES OU DE VIBRATILATION (1)

(1) Nous créons de même le mot *vibratilatio* qui est un fréquentatif de *vibratio* action de vibrer.

qui reçoivent l'impression des vibrations très rapides par lesquelles se manifestent le son et la lumière.

a. Appareil de l'audition. Au sensus constitué par l'oreille interne ou le labyrinthe ou chambre auditive, s'ajoutent les organes empruntés au squelette et à la peau qui sont : 1° l'oreille moyenne ou la caisse du tympan et sa trompe qui font l'office de *tutamen auris* ou de modérateur du son; et 2° l'oreille externe ou le cornet acoustique composé d'un tube et d'un pavillon. Ce cornet agit comme *organe colligial*, c'est-à-dire, chargé de recueillir les ondes sonores. L'appareil de l'audition reçoit non-seulement les impressions sonores du monde extérieur, mais encore celles produites par les appareils de phonation pour le rapprochement des sexes ou les besoins sociaux.

b. Appareil de la vision. Le globe de l'œil en est le *sensus*, la chambre optique ou spectative, c'est-à-dire, l'organe essentiel auquel sont annexés les *tutamina oculi*, empruntés au squelette (orbite osseux) et à la peau (paupières, voiles palpébraux et les voies lacrymales). Il n'y a point, en-dehors de cet appareil, un cornet optique pour recueillir la lumière; mais il y est suppléé dans l'intérieur de l'œil par les mouvements de l'iris qui dilatent ou resserrent la pupille pour régler la quantité de lumière nécessaire pour une vision nette. L'appareil de la vision, en outre de ses relations avec le monde extérieur, est aussi en connexion physiologique avec des organes qui sécrètent des matières phosphorescentes et lumineuses.

La sensation, la tutamination des sens, le recueillement des corps qui agissent sur les sens, et la correspondance ou les connexions de ces sens, soit entr'eux, soit avec d'autres organes ou appareils, sont des faits physiologiques qui exigent toutes les modifications, indiquées dans les divers appareils de promonition. Quant aux différences que chacun de ces appareils présente dans toute la série animale, elles consistent dans des perfectionnements relatifs aux degrés de l'organisation et à la nature des circonstances dans lesquelles ces appareils doivent agir.

Chaque appareil de promonition réduit à sa plus simple constitution se montre sous forme de vestiges des organes essentiels, les autres organes tutaminaux et colligiaux étant les premiers à disparaître progressivement.

III. APPAREIL PROGRESSEUR OU GRADULAIRE. C'est aux formes diverses des organes de translation des animaux que sont dues les distinctions et les dénominations de plantigrades, digitigrades, saltigrades, célérigrades, gravigrades, etc. Quel que soit le genre de translation d'un animal qui se meut ou toujours sur le sol, ou toujours dans l'eau, ou très souvent dans l'air, ou alternativement dans ces trois principales circonstances. Ce déplacement des organismes animaux nous semble devoir être signifié par le mot *progression* dont la marche ou le pas (gradus) est l'élément ou le type, ce qui justifie les noms que nous venons de proposer en anatomie physiologique pour les mettre en rapport avec ceux de la nomenclature zoologique.

Les organes essentiels de cet appareil sont les muscles et le squelette intérieur ou extérieur. Nous proposons de les désigner sous le nom commun de *motoria* ou organes moteurs ou *motoriaux* qui sont dans cet appareil ce que les organes essentiels ou sensoriaux se trouvent être dans l'appareil promoniteur.

A ces organes essentiels de la progression ou motoriaux, sont annexés: 1° les diverses sortes de téguments externes adaptés à la nature des milieux où s'exercent les mouvements et à divers usages comme *organes tutaminaux* (tutamina musculorum), aponévroses et peau ; et 2° comme organes colligiaux, les membres et les diverses expansions de la peau (membranes alaires, plumes, lophiodermes ou nageoires dorsale, anale et caudale des poissons, etc.) qui, offrant une étendue en surface très grande, servent pour ainsi dire à recueillir les points du milieu sur lequel l'animal doit s'appuyer pour se mouvoir dans la marche, la nage et le vol.

Chacun des trois appareils dits de *protection* (peau), de *promonition* (sens) et de *progression* (organes locomoteurs) qui forment en commun l'ensemble prolimitateur, contribue plus ou moins aux phénomènes d'expression, soit à l'aide de parties spécialisées pour le signalement des sexes (crêtes et pavillons d'amour ou armes pour luttes entre mâles); soit au moyen d'organes secréteurs de substances odorantes ou lumineuses, soit par l'état physiologique des divers organes extérieurs, sous l'influence des passions nées du besoin de satisfaire les exigences de la vie animale et celles de la vie nutritive. Ces considérations justifient l'institution du groupe des appareils communs aux deux vies, par M. de Blainville, qui est le même que notre ensemble prolimitateur. Ainsi envisagé, cet ensemble fournit au médecin, au naturaliste et au philosophe des signes évidents de l'état des deux autres groupes d'appareils organiques qui se dérobent à nos regards.

ENSEMBLE VIVIFICATEUR OU TRAMULAIRE.

La trame cellulaire, l'appareil vasculaire et l'appareil névrulaire constituent cet ensemble. La première hale, c'est-à-dire, inhale, retient et exhale les matériaux qui subissent le tourbillon vital. L'appareil vasculaire reçoit et répand les fluides vivificateurs nutritifs et excitants; enfin l'appareil névrulaire stimulé par le sang artérique, irradie dans tous les solides vivants l'agent de l'innervation qui produit le sentiment et le mouvement et préside aux nutritions et aux sécrétions. Il suffit ici de faire remarquer que lorsque dans la série des corps organisés, animaux et végétaux, l'appareil des organes nerveux et celui des vaisseaux sanguins ont, par suite de dégradations progressives, fini par disparaître complètement, on ne trouve plus pour substratum de la vie, réduite à son dernier terme, que la trame cellulaire ou celle constituée par le tissu hydroplastique rudimentaire des animaux supérieurs. Toutefois, cette trame est plus ou moins envahie par des substances inorganiques ou organiques privées de vie, qui tendent à l'étouffer et à l'annihiler.

L'ensemble vivificateur est donc constitué par trois grandes trames qui s'adaptent à la nature et aux mouvements des fluides vivificateurs.

I. APPAREIL INNERVATEUR. La trame névrulaire ou l'*appareil innervateur* est celui dont les phénomènes physiologiques les plus patents et les plus manifestes sont exécutés par les organes de l'ensemble prolimitateur, c'est-à-dire par la peau, les organes des sens et ceux de la progression, et c'est pourquoi nous en plaçons ici la caractéristique. Dans les animaux supérieurs, un axe médullaire (dit cérébrospinal) composé d'un centre (encéphale) et d'un tronc (moelle épinière), des rayons ramifiés ou des arbres nerveux et des rézeaux ou capillaires nerveux composent cet appareil disposé en *trame innervatrice*. Des nodules ou ganglions nerveux disposés en série ou en anneaux font l'office de centres nerveux chez les animaux inférieurs. De ces centres, naissent les rayons ou arbres terminés par les rézeaux nerveux. M. de Blainville a subdivisé l'appareil innervateur des animaux supérieurs en trois appareils secondaires, dont un pour l'enveloppe externe, un pour l'enveloppe interne et les vaisseaux, et le troisième intermédiaire aux deux premiers.

II. APPAREIL HALATEUR. La trame cellulaire qui le constitue, en outre de sa perméabilité qui se prête aux mouvements des liquides qui s'introduisent dans la trame vasculaire ou qui en sortent, en outre de sa cellulosité, qui se prête au dépôt des fluides inhérents ou mis en réserve pour la nutrition, se prête encore aux grands mouvements de la peau, des organes des sens, de ceux de la locomotion et des viscères, et de plus, aux phénomènes de l'innervation connus sous les noms de calorification, d'électrisation et aux actions combinées des appareils nerveux et vasculaires qui président à une foule de fonctions. Dans les espèces animales dont l'individualité est composée, la partie commune est constituée par un tissu hydroplastique ou celluleux qui unit tous les individus agglomérés sur elle.

III. APPAREIL CIRCULATEUR. La trame vasculaire ou l'*appareil circulateur ou inhémateur* fait pénétrer les sangs ou hèmes dans tous les points de l'organisme, spécialisés pour le complément de l'hématose, pour les exhalations, les sécrétions et les nutritions diverses. Les fluides absorbés y pénètrent et y subissent les divers degrés d'hématoses pendant que ceux les plus hématosés, après avoir fourni à l'accroissement de l'organisme, éprouvent des altérations qui exigent des dépurations par divers émonctoires. Un axe vasculaire composé d'un organe central (cœur) et de grands troncs vasculaires, des rayons ou arbres nés de ces troncs ou y aboutissant, et des capillaires ou rézeaux vasculaires, sont les divers organes qui constituent la trame ou le grand appareil vasculaire qui, en raison de la nature des sangs qu'il contient, a été subdivisé en appareil vasculaire lymphatique, vasculaire du sang noir ou carbonique, et vasculaire du sang rouge ou artérique. Les fonctions de l'appareil vasculaire sont donc liées à celles de l'appareil digestif qui fournit la lymphe chylique ou le chyle et à celles de l'appareil respiratoire où se fait le sang artérique.

ENSEMBLE ÉLABORATEUR FORELLAIRE.

C'est l'enveloppe interne (Bl.) qui reçoit aussi le nom de tégument interne ou viscéral. Dans cet ensemble on groupe naturellement non-seulement tous les viscères creux connus sous les noms de voies digestives, respiratoires, biliaires, urinaires et génératrices, mais encore tous les viscères pleins ou glandes conglomérées telles que le foie, les reins, les testicules, les ovaires, les mamelles et des glandes accessoires. Les substances qui subissent les élaborations de la part des viscères creux ou des viscères pleins sont de trois sortes : les unes viennent de l'intérieur et sont *assimilables* en partie, les autres sont ou la substance assimilable ou le résidu de ces corps venus de l'extérieur ou des substances impures contenues dans le sang dont l'élimination est nécessaire; les troisièmes sont des substances extraites du sang et propres à former un nouvel individu. L'ensemble élaborateur se subdivise donc naturellement en trois groupes d'appareils pour l'assimilation, la dépuration et la génération.

I. Appareil assimilateur ou pabulaire. Trois sortes d'aliments l'un gazeux, ou l'air (*pabulum vitæ* ou du sang artérique), l'autre aqueux ou l'eau *pabulum* de l'élément lympheux des autres sangs; et le troisième solide ou cibeux, c'est-à-dire la nourriture végétale ou animale ou le *pabulum* des éléments solides des sangs exigent pour leur assimilation trois ou deux sortes d'appareils connus en anatomie comparée sous les noms de *voies aérifères*, *voies aquifères* et *voies cibifères*. Mais le *pabulum vitæ* contenu dans l'air humide ou dans l'eau aérée peut aussi être absorbé et assimilé par des saillies du tégument interne (branchies) et l'eau peut être introduite dans l'organisme soit combinée avec l'air, soit unie à l'aliment solide; et des voies aquifères spéciales sont alors inutiles à l'économie animale.

A. Appareil respiratoire. L'appareil assimilateur de l'aliment gazeux est constitué soit par des organes respiratoires aériens, soit par des branchies ou organes respiratoires aquatiques, soit par ces deux sortes d'organes en même temps (protées, axolotl, etc.). Il faut remarquer ici que les animaux qui ne respirent que l'air, offrent en général soit des rudiments de branchies qui avortent et disparaissent de très bonne heure, soit des branchies qui fonctionnent temporairement et disparaissent ensuite, tandis que les animaux qui ne respirent que l'eau aérée, n'ont jamais de rudiment d'un poumon ou sac pulmonaire. La vessie natatoire d'un grand nombre de poissons ne présente à cet égard qu'une analogie éloignée.

Que l'organe respiratoire essentiel soit un poumon ou une branchie, il faut avoir égard aux organes qui servent à *introduire* l'air ou l'eau soit dans le poumon soit dans la cage ou cavité branchiale et à *rejeter* le résidu de l'assimilation gazeuse. C'est ici le cas de faire remarquer qu'à ce résidu s'ajoutent les matériaux de la dépuration respiratoire connus sous le nom de transpiration pulmonaire et que cette sorte de dépuration n'exige point des organes spéciaux. Mais les appareils respiratoires pulmonaires des mammifères, oiseaux, reptiles, écailleux et nus, exécutent en outre de leur fonction principale, celle de la phonation ou voix et favorisent chez les oiseaux le jeu de la locomotion aérienne par les sacs ou voies aérifères qui communiquent avec le poumon. C'est ici le cas de dire que tous les organes ou instruments des diverses sortes de bruits ou sons produits par les animaux étant toujours subordonnés à divers appareils de la peau externe ou de la peau interne, on ne peut leur assigner d'autre rang en anatomie physiologique que celui prescrit par cette subordination même.

B. Appareil imbibitoire. L'appareil assimilateur de l'aliment aqueux n'existe d'une manière distincte et isolée que dans certains mollusques et les animaux rayonnés. On le désigne avec raison sous le nom de *voies aquifères.* Faudrait-il ranger ici l'appareil lacunaire de certains poissons (congres, etc.)? Mais les usages de cet appareil nous sont encore inconnus. On ne peut de même déterminer si les trachées aquifères des animaux rayonnés sont des organes simplement respiratoires ou seulement imbibitoires ou remplissent les deux fonctions en même temps.

L'appareil des voies aquifères offre sans doute des dispositions organiques pour l'introduction, l'accumulation de l'eau dans l'organisme et pour son rejet; mais les spécialisations pour ces phénomènes mécaniques ne sont pas encore connues.

C. Appareil digestif. L'appareil assimilateur de l'aliment solide ou cibeux généralement connu sous le nom d'appareil ou de tube digestif ou de voies cibifères, revêt deux formes principales, savoir : 1° celle d'un sac à une seule ouverture non ramifié ou ramifié plus ou moins, 2° celle d'un canal à deux ouvertures non dilaté dans quelques points ou offrant des dilatations plus ou moins nombreuses.

En ayant égard aux deux fonctions bien tranchées du tube digestif, connues sous les noms de *chylification* et de *défécation*, nous pensons que sans altérer en rien la succession et la continuité des organes de ces deux fonctions, il convient de les isoler. Ainsi la première portion du tube digestif est dans la plupart des animaux un appareil d'assimilation cibeuse ou de chylification, tandis que la seconde est affectée à la dépuration stercorale.

Dans l'appareil assimilateur alimentaire ou chylificateur on observe un organe ingesteur (œsophage), un organe retenteur (estomac) et un organe égesteur (les trois-quarts supérieurs ou antérieurs de l'intestin grêle).

II. Appareil dépurarteur ou coprulaire. (du grec *copros* excrément). Trois sortes de dépuration s'exécutent en même temps que la chylification s'effectue. L'une entraîne l'excrément biliaire qui s'unit aux fèces ou résidus de l'aliment solide; l'autre consiste dans l'expulsion de l'excrément fécal ou stercoral ou les *feces* de la digestion; et la troisième dépouille l'organisme de l'excrément urinaire qui sort isolément ou combiné à l'excrément stercoral.

A. Appareil stercoraire. Dans l'appareil de la défécation ou dépuration stercoraire, on observe: 1° *un organe ingesteur* (fin de l'iléon), 2° *un organe retenteur*, (cœcum et colon) et 3° *un organe retenteur et* égesteur (rectum).

B. Appareil biliaire. L'appareil de la dépuration biliaire se compose 1° d'un organe sécréteur (foie) et de son conduit excréteur (canal hépatique) 2° d'un réservoir (vésicule biliaire) dont le col très-long est connu sous le nom de canal cystique et 3° d'un autre canal excréteur appelé *cholédoque*. Dans cet appareil pour le cours de la bile, le canal hépatique est l'*organe ingesteur*; la vésicule biliaire, l'*organe retenteur;* et le canal cholédoque, l'*organe égesteur*.

C. Appareil urinaire. La même disposition organique s'observe dans l'*appareil dépurateur urinaire*. 1° organe sécréteur (rein) et son canal excréteur *ingesteur*, 2° vessie urinaire ou *organe rétenteur* et 3° canal de l'urètre ou *organe égesteur*.

Les fonctions de ces trois appareils s'exécutent en grande partie hors de l'influence de la volonté et sans que l'animal en aie la conscience ; mais l'expulsion de l'excrément stercoraire et urinaire est sollicitée par l'appétit ou le besoin de l'excrétion, mais attendu que cette excrétion se fait par l'individu sans le concours d'un autre individu, on n'observe point à l'extrémité de ces trois appareils dépurateurs des organes des sens spéciaux.

III. Appareil générateur ou génitulaire.

Trois sortes d'organes, les uns fécondateurs ou mâles, les autres concepteurs et gestateurs ou femelles et les troisièmes lactateurs ou de la nourrice constituent trois appareils bien distincts dont le groupement forme l'appareil générateur.

A. L'appareil fécondateur. ou génital mâle se compose 1° d'un organe sécréteur (testicule) et de son canal excréteur ingesteur (canal déférent) 2° d'un organe rétenteur (vésicules séminales) et 3° d'un canal égesteur (éjaculateur) et du canal commun à l'urine et au sperme auquel sont annexées les glandes prostatiques et de Cowper.

B. L'appareil concepteur et gestateur est constitué de meme 1° par un organe sécréteur (ovaires) et son canal excréteur ingesteur (trompes utérines) 2° par un organe rétenteur ou congesteur (utérus, matrice) et 3° par un organe égesteur (vagin).

A chacun de ces deux appareils sont annexés les appareils de copulation qui sollicitent le coït fécondateur. Nous les avons considérés comme les appareils du toucher pour l'accouplement générateur et à ce titre nous les avons rangés dans l'appareil promoniteur.

C. L'appareil lactateur ou éducateur se compose également 1° d'un organe sécréteur (mamelles) et de canaux excréteurs ingesteurs, 2° de vésicules ou réservoirs lactiques ou organes rétenteurs et 3° de canaux égesteurs. Ces canaux et les vésicules lactiques sont connus sous les noms de galactophores ou de voies lactifères. Ces voies sont en connexion directe avec l'appareil de copulation maternelle ou de la nourrice; et cet appareil du coït lactateur s'adapte à la bouche des nourrissons. Nous l'avons rangé parmi les appareils des sensations copulatrices.

Remarques. A cet examen rapide des principales dispositions et corrélations des ensembles, des appareils et des organes de l'économie animale chez les animaux supérieurs, nous devrions faire succéder un aperçu de toutes les modifications que subissent les organes et leurs groupes naturels dans toute la série animale, mais ne pouvant présenter cet aperçu dans ces prodromes, nous sommes forcés de nous borner à dire que ces modifications appréciées théoriquement se réduisent à des *maxima,* des *media* et des *minima* de structure organique qui correspondent à la diversité des espèces élevées ou descendues dans la série animale et à la diversité des circonstances au sein desquelles elles sont appelées à vivre et à se reproduire.

PRODROMES D'ANATOMIE ET DE PHYSIOLOGIE DES RÉGIONS

OU DE TOPOGRAPHIE ANIMALE.

S'il est indispensable en zoologie de s'enquérir des formes irrégulières ou régulières des animaux inférieurs, qui sont des individus composés soit fixés au sol, soit flottants et motiles, on peut jusqu'à un certain point en anatomie et en physiologie topographique, négliger ces organismes inférieurs à individualité multiple. Mais dans la détermination des caractères anatomiques et physiologiques des régions des animaux rayonnés et de celles des animaux pairs qui sont des individus isolés, il est indispensable, pour établir des données générales applicables à toute la série de ces êtres ; 1° de ramener la forme radiaire à celle d'une sphère et d'avoir égard à la position de la bouche et de l'anus et à la direction de cette bouche soit vers le ciel ou vers le sol, pendant que l'animal se meut, et 2° de transformer la forme sphérique d'un animal rayonné en une ellypse dont les deux extrémités seront, l'une *orale* ou du côté de la bouche et l'autre *anti-orale* ou opposée à la première. Ayant ainsi ramené la forme d'un animal rayonné à la forme ellyptique et symétrique d'un animal pair, et bien distingué ses deux extrémités en un axe soit fictif, soit représenté par le tube digestif, on est en mesure d'établir des déterminations qui pourront atteindre au plus haut degré de généralisation rationnelle qu'on puisse obtenir en topographie animale. Il est bien entendu qu'on doit comprendre dans ces déterminations les animaux dépourvus de canal digestif, mais à forme paire et ceux pourvus d'un canal digestif dont la forme impaire en apparence et asymétrique peut être facilement ramenée à la forme ellyptique, symétrique et paire.

Toutes ces précautions étant prises, on peut établir trois sortes de régions qui sont les unes *fondamentales* ou les *fondements*, les autres connues sous le nom vulgaire de *Régions* auquel on pourrait substituer celui de *Regments* ou *Regions regmentales* et troisièmement les *Régions segmentales* ou les *segments*.

Des fondements. Un premier coup d'œil sur l'organisme animal envisagé 1° à l'extérieur, 2° à l'intérieur à l'aide d'une section transversale ou perpendiculaire à son axe, permet de distinguer les trois régions fondamentales ou *fondements* qui sont 1° la masse des parties de l'enveloppe externe ou *l'Ectère*, 2° la masse des parties de l'enveloppe interne ou *l'Entère* et 3° la masse des parties qui forment la trame intermédiaire aux deux masses précédentes et celle des rayons ou rézeaux qui les pénètrent. Cette troisième masse qui est intime mérite le nom *d'Endère*.

Des regments. A l'aide de la forme générale de l'organisme appréciée seulement à l'extérieur, on le divise en trois régions proprement dites ou *Regments* qui sont, 1° la région antérieure (proère) subdivisible en *extrémité rostrale ou rostre* et en tête; 2° la région moyenne (mésère) qui comprend trois régions secondaires appelées *cou*, *thorax* et *abdomen*. 3° la région postérieure ou *postère* qui se divise plus ou moins nettement en *bassin ou pelvis ou postabdomen* et *extrémité caudale* ou *queue*. L'ensemble de ces régions appelées *rostre*, *tête*, *cou*, *thorax*, *abdomen*, *pelvis* et *queue* est généralement désigné sous le nom de tronc qui présente sur les cotés dans un grand nombre d'espèces animales, des appendices ou membres en nombre variable d'une paire à un nombre au delà de 14 paires. Les régions de ces membres, lorsqu'ils sont les plus complexes, ont été appelées 1° *ceintures* ou racines du membre (épaule ou hanche), 2° *leviers* subdivisés en : *a pédicules*, (bras et cuisses) et *b manches*, *manubria* (avant-bras, jambe); 3° *fulcres* ou appuis ou extrémités des membres (mains ou pieds) qui sont subdivisibles en carpe ou tarse, métacarpe ou métatarse et doigts ou orteils.

Dans chacune des régions soit du tronc soit des membres, on admet un côté tergal ou dorsal ou d'extension, un côté sternal, ventral ou palmaire ou de flexion, et deux côtés latéraux qui au tronc sont distingués en droit et gauche, et dans les membres en interne ou d'adduction et en externe ou d'abduction.

Chaque région tergale, sternale, latérale droite ou gauche, interne ou externe peut offrir, 1° des lignes médianes, d'où la distinction de ces lignes en médio-tergales ou dorsales, médio-sternales ou ventrales et médio-latérales, 2° des lignes transversales ou des plis qui servent à la distinction des segments.

Il est aussi des régions intermédiaires entre le tronc et les membres, et d'autres qui correspondent aux articulations des diverses parties des membres; telles sont les régions axillaires (aisselle), inguinales (aine), du pli du coude, du jarret, du poignet, du coude-pied, des plis ou coudes des doigts.

Lorsque les formes naturelles de l'organisme ne se prêtent plus à des localisations ou des circonscriptions encore plus détaillées, on a recours à des lignes artificielles pour établir ces régions du 3e ou du 4e ordre; c'est ainsi qu'on a distingué à la région sternale de l'abdomen de l'homme neuf régions, trois en haut, une moyenne (épigastre), et deux latérales (hypochondres), trois au milieu dont une moyenne (ombilic), et une sur chaque côté (flanc), et trois en bas, une moyenne (hypogastre) et une sur chaque côté (fosse iliaque). Ces subdivisions au moyen de lignes factices ou des saillies osseuses ou musculaires sont surtout très usitées en anatomie chirurgicale et pittoresque. On peut les employer avec avantage en anatomie comparée, lorsqu'on sait les établir avec art à l'aide des saillies du système solide soit de la peau, soit du squelette interne, soit des muscles, soit enfin à l'aide de tous les caractères extérieurs bien significatifs qu'on peut tirer des annexes de la peau, tels que les cuirasses, cataphractes, boucliers, écailles etc., etc.

Ces notions, sur toutes les régions de plus en plus bornées qu'on observe dans l'organisme animal étant acquises, on doit procéder à l'étude de toutes leurs modifications ou différences envisagées dans toute la série animale. Cette étude des différences des régions, qui fournit au zoologiste des caractères extérieurs très importants, est facilitée par la résumation préalable des principales formes de l'organisme animal considéré comme un individu simple, que nous avons eu soin d'indiquer ci-dessus. Ainsi depuis la forme ellyptique et symétrique des animaux pairs, qui se rapproche plus ou moins de celle d'un cylindre ou d'un cône simple ou d'un double cône, base à base jusqu'à la forme sphérique non rayonnée ou de plus en plus rayonnante et ramifiée, en admettant que toutes ces formes principales soient plus ou moins comprimées, ou déprimées, ou polyédrisées, les modifications à constater dans les diverses régions des organismes animaux, se réduisent à des différences d'étendue, en raison inverse les unes des autres et à des circonscriptions nettes ou abruptes, qui s'amoindrissent et s'effacent progressivement.

Les régions des individualités animales composées d'une partie commune et d'une agglomération d'individus simples, doivent être établies d'après la situation horizontale, oblique ou verticale, soit plate, soit arrondie, soit arborescente des espèces animales fixées au sol, soit d'après la direction du mouvement de translation des espèces flottantes dans un milieu aqueux, en ayant égard à la forme régulière ou irrégulière de ces aggrégations d'individus et à la position des animaux sur la partie commune.

Nous ne pouvons et ne devons point ici entrer dans les spécialités, ni dans une exposition détaillée de la nomenclature des régions extérieures des animaux vertébrés et invertébrés ; il nous suffit de faire remarquer que toutes ces nomenclatures spéciales des régions, utiles seulement pour la détermination des espèces, n'ont qu'une valeur secondaire en anatomie et en physiologie générales.

Des segments. Les saillies épineuses des vertébrés, et les lignes ou plis transverses du corps des insectes, des crustacés et des annélides indiquent à l'extérieur les segments ou les articles dont se compose le corps de ces animaux groupés sous le nom commun *d'articulés* et distingués en *articulés intérieurement* ou *vertébrés*, et en *articulés extérieurement* ou *articulés invertébrés*. A l'aide de ces indices extérieurs des articles ou segments, le zootomiste peut opérer des sections artificielles et obtenir des segments isolés les uns des autres. Dans l'analyse de ces segments, on peut établir sur la surface de la tranche, 1° une région centrale ou des parties qui se rapportent à l'axe de l'animal, 2° une *région circonférentielle* ou *périmétrale* représentée par les téguments externes, et 3° une *région intermédiaire* aux deux précédentes ou *diamétrale* où l'on observe les couches sous-jacentes à la peau et les rayons nerveux et vasculaires qui naissent de leurs axes respectifs et traversent ces couches pour aboutir à la circonférence ou à la peau. C'est en faisant l'anatomie topographique d'un certain nombre de segments du corps humain et de l'organisme des oiseaux, des reptiles et des poissons, que nous avons été conduits à rechercher le plan de construction du système solide ou scléreux de ces animaux, en ayant soin d'envisager ce système dans ses rapports avec tous les autres appareils organiques.

La topographie ou l'anatomie et la physiologie topographiques des segments des vertébrés, dégagées de toutes les vues à priori proposées de nos jours, nous semblent promettre les résultats les plus positifs, si comme nous avons essayé de le faire, on aborde cette étude en partant de principes certains. MM. Lachat et Audouin, Strauss-Durkein, Mac-Leay et Desmarest ont étudié avec soin la topographie des segments des animaux articulés ou entomozoaires (Bl.). La segmentation visible à l'extérieur et en dessus dans les oscabrions, n'existe plus au dessous, ni dans l'intérieur du corps; elle disparaît complétement dans tous les Mollusques et reparaît encore dans la famille des stelleridés du groupe des échinodermes. Il ne faudrait pas confondre la segmentation véritable ou transvesale de l'organisme animal, avec une sorte de segmentation longitudinale qu'on observe à l'extérieur du corps des syngnathes, des coffres et des oursins. Ces apparences de segments longitudinaux ont reçu le nom *d'ambulacres* dans les oursins.

Il est très important en topographie animale et en zoologie, de bien distinguer le véritable segment d'un animal dont l'individualité est simple d'avec les segments individuels appelés *zoonites* par M. Dugés, qui entrent dans la composition d'un animal dont l'individualité est multiple. Cette distinction est utile pour éviter ce genre d'erreurs dans lesquelles on prend les parties d'un tout animal à individualité simple ou unique, soit pour un individu simple, soit pour un individu faisant partie d'un tout animal à individualité composée ou multiple.

Il est presque inutile de dire que la segmentation verticale d'un animal pair entier et la sous-segmentation artificielle dans tous les sens, ou l'art des sections anatomiques qu'on exécute dans un segment donné, ou pour mettre à découvert les connexions des segments entr'eux et de leurs parties entr'elles, sont de la plus haute importance en anatomie médico-chirurgicale de l'homme et des espèces animales domestiques. Quelque variées que soient les sections artificielles, combinées avec d'autres procédés de l'art des préparations, on peut les réduire à trois, savoir : 1° celles qui ont pour but de dévoiler les formes de couches plus ou moins distinctes, ou enchevêtrées les unes dans les autres par des croisements et des entrecroisements ; 2° celles qui mettent en évidence la disposition tramulaire ou glomérulaire des organes, et 3° les sections qui permettent d'observer en même temps, les couches et les éléments organiques tramulaires et glomérulaires, situés dans les divers points de l'épaisseur de ces couches.

En terminant ces Prodromes de topographie animale, nous devons faire connaître, que nous avons eu l'avantage de pouvoir joindre aux résultats de nos recherches sur les fondements et les segments, ceux que nous avons dû tirer des considérations présentées par M. de Blainville sur l'anatomie générale des régions, dans son cours de philosophie zoologique à la faculté des sciences de Paris en 1833.

PROPOSITIONS GÉNÉRALES
D'anatomie et de physiologie végétales.

I.

Deux questions préjudicielles doivent être posées et résolues avant d'envisager sous un point de vue général l'anatomie et la physiologie des végétaux. Ces questions sont relatives à l'individualité et au degré de vitalité de ces corps naturels.

II.

L'individualité dans le règne végétal doit être établie d'après les divers modes de reproduction qui déterminent 1° la formation des diverses sortes d'embryons, 2° l'accroissement des individus composés et 3° d'après les diverses sortes de mortalité et de caducité, soit des individus élémentaires, soit des individus composés.

III.

En raison de ce que les végétaux sont composés des parties fluides et de solides qui fonctionnent simultanément et se prêtent à la distinction en fluides sources, tissus et produits émanés, on peut admettre une anatomie et une physiologie de contexture ou une *crasiographie végétale.*

IV.

La ligne de la démarcation entre la signification des tissus et celle des organes, n'est point aussi nettement tracée en anatomie végétale qu'en zootomie, puisque les tissus des végétaux sont considérés comme des organes élémentaires.

V.

Quoique la distinction entre les organes et les individus ne puisse être établie aussi rationnellement dans le règne végétal que dans les animaux de plus en plus supérieurs, on doit se déterminer à considérer un végétal phanérogame ou cryptogame, comme un véritable individu dont les diverses parties, connues sous les noms de racine, tige, feuilles, fleurs, etc., peuvent être envisagées comme des organes. Aussi a-t-on avec raison institué *l'organographie végétale* qui n'a que des analogies éloignées avec *l'organographie animale*.

VI.

En raison de ce que le végétal est dépourvu de canal intestinal, et privé du mouvement de translation et de ce qu'il ne jouit que d'une sensitivité ou motilité obscure, on ne peut établir en anatomie et en physiologie végétales, des régions analogues à celles des animaux.

La comparaison du système solide de végétaux à celui des animaux, ne peut fournir que des analogies *très éloignées*; et ces analogies *éloignées* ne sont rationnelles qu'entre le systeme solide des zoophytes, (encrynes, coraux, lithophytes.) et les systèmes arborescents de la racine et de la tige des végétaux et de leurs analogues.

En raison des relations naturelles du végétal avec le sol et l'atmosphère, on peut établir en anatomie et en physiologie végétales. d'après la situation et le fonctionnement des parties, deux grandes régions, dont l'une inférieure ou terrestre, l'autre supérieure ou aérienne. Toutefois ce qui a trait à l'anatomie et à la physiologie de ces deux grandes régions rentre naturellement dans les études de l'organographie végétale. Il serait donc inutile de rechercher une correspondance entre la *topographie végétale* et la *topographie animale*.

PROPOSITIONS GÉNÉRALES

Relatives à la constitution physique des corps bruts.

I.

Dans la science des corps bruts, il est bien plus rationnel de les considérer dans l'état d'intégrité ou d'individualité naturelle de leur masse, que d'aller rechercher l'individualité dans la molécule intégrante ou dans l'atôme.

II.

Envisagés sous le point de vue rationnel en histoire naturelle les corps bruts dont l'individualité, c'est-à-dire la circonscription et le fonctionnement dans le temps et dans l'espace ne peuvent être récusés, sont les *sidéraux* ou astres ou corps naturels, nés ou formés, et constitués sidéralement ou astronomiquement.

III.

La science qui traite de la constitution physique du globe terrestre et qui correspond logiquement à l'anatomie et à la physiologie des végétaux et des animaux ne peut admettre que deux points de vue principaux, savoir : 1° celui de la composition ou crase matérielle (d'où crasiographie du globe terrestre ou géologie, géognosie.) 2° celui des régions (d'où topographie du globe terrestre ou géographie.

Les mêmes distinctions sont applicables à tous les corps bruts constitués astronomiquement.

IV.

Les sciences qui ont pour objet la connaissance des minéraux et des roches ne sont autre chose que l'étude des matériaux de contexture du globe terrestre.

COROLLAIRE GÉNÉRAL

Ou proposition générale définitive.

En se plaçant au point de vue de l'observation générale la plus exacte, et au point de vue de la logique la plus sévère (T. P.), il convient en histoire naturelle générale et particulière de substituer aux axiomes de Linné les suivants :

I. La matière ou la substance des corps existe dans deux états les plus généraux, l'un *chaotique* ou incorporel qui est absolu ou relatif, l'autre *somatique* ou corporel ou individuel simple ou composé.

II. L'atome est dans les sciences physicochimiques, ce que *l'individu* est dans les sciences naturelles.

III. *Naturalia dividuntur in regna naturæ tria : siderale, vegetabile, animale.*

IV. *Sideralia formantur et non vivunt : vegetabilia formantur, crescunt et vivunt. Animalia formantur, crescunt, vivunt et sentiunt.*

Vu et approuvé par le doyen de la faculté des sciences.
Baron THÉNARD.

Permis d'imprimer,
L'inspecteur général des études, chargé de l'administration de l'Académie de Paris,
ROUSSELLE.

www.ingramcontent.com/pod-product-compliance
Ingram Content Group UK Ltd.
Pitfield, Milton Keynes, MK11 3LW, UK
UKHW020341250726
13967UKWH00005B/2054